伤寒质难

——火神师门问答录

祝味菊　口述
陈苏生　执笔
李　炜　整理

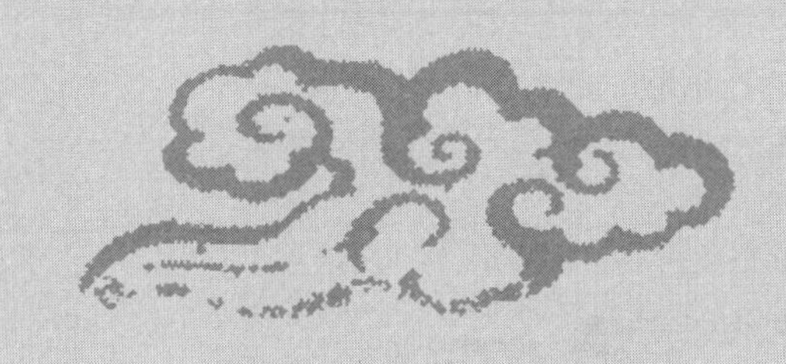

全国百佳图书出版单位
中国中医药出版社
·北　京·

图书在版编目（CIP）数据

伤寒质难：火神师门问答录 / 祝味菊口述；陈苏生执笔；李炜整理 .—北京：中国中医药出版社，2021.3

ISBN 978–7–5132–6450–1

Ⅰ.①伤…　Ⅱ.①祝…　②陈…　③李…　Ⅲ.①《伤寒论》—问题解答　Ⅳ.① R222.2–44

中国版本图书馆 CIP 数据核字（2020）第 186934 号

中国中医药出版社出版

北京经济技术开发区科创十三街 31 号院二区 8 号楼

邮政编码　100176

传真　010–64405721

廊坊市祥丰印刷有限公司印刷

各地新华书店经销

开本 710×1000　1/16　印张 15　字数 205 千字

2021 年 3 月第 1 版　2021 年 3 月第 1 次印刷

书号　ISBN 978 – 7 – 5132 – 6450 – 1

定价　58.00 元

网址　www.cptcm.com

社长热线　010–64405720

购书热线　010–89535836

维权打假　010–64405753

微信服务号　zgzyycbs

微商城网址　https://kdt.im/LIdUGr

官方微博　http://e.weibo.com/cptcm

天猫旗舰店网址　https://zgzyycbs.tmall.com

如有印装质量问题请与本社出版部联系（010–64405510）

前言

祝味菊（1884—1951），名积德，字味菊，浙江山阴（今绍兴）祝家桥人。晚年以“菊残犹有傲霜枝”之意，自号“傲霜轩主”。祖上世代业医，后投考军医学校学习西医，两年后东渡日本考察医学。次年返蜀，供职于成都官医院。1917 年移居上海，曾执教于上海中国医学院，后受聘担任上海新中国医学院研究院院长。1937 年，与留美西医梅卓生、德国医生兰纳博士在上海沙逊大厦合组中西医会诊所，开中西医结合之先河。

作为中西医汇通派的积极提倡者和代表人物之一，祝味菊先生以“发皇古义，融汇新知”为其中西汇通思想的根本，既反对尊古崇今的保守派，也反对那些认为西医才符合科学、中医则是医学发展绊脚石的过激派，成为当时中西医改革派的中坚人物。先生虽提出改革中医，但始终立足于中医，主张停止中西医门户之争，建立沟通的桥梁，实现中西医间的认识与了解，以求共同进步。

祝味菊先生治学推崇仲景、景岳诸家，将仲景六经证候重新组合，创造性地提出“五段八纲”学说，体现了其“治人为本”的学术思想。他在临证中重视匡扶人体正气，治病首重阳气，认为“阳衰一分，则病进一分；正旺一分，则邪却一分”。先生在临床中好用温热剂，创多种温热配伍法，是沪上“火神派”的代表人物。因其敢于重用附子，并且擅长附子的配伍，从而发挥出不同的药理作用，故人称“祝附子”。

祝味菊先生著有《伤寒新义》《伤寒方解》《病理发挥》《诊断提纲》《伤寒质难》等著作，其中以质疑问难方式与门人陈苏生编写的《伤寒质难》最能反映其学术思想。这本书系先生口述，其弟子、上海名医陈苏生执笔，仿《黄帝内经》问答形式编撰而成，最初付梓前陆渊雷先生曾做文字修润。章次公在为其所做的序中称：是书“不但在现阶段中西医间筑成了联系的桥梁，而且指示着今后医界研究工作中所应努力的方向”，评价不可谓不高。本次整理，还独家附录了先生的《病理发挥》和《诊断提纲》。本书既为祝味菊先生学术思想之代表作，也被称为中医“火神派”的代表性医学著作。

整理说明：

1. 本书采用的底本为1950年上海大众书店出版发行的版本。为保持原貌，对全书内容不删节，不改编，只做标点、句读及显而易见错误的校勘。

2. 原书系繁体字，今一律易为规范的简化字；通假字与异体字，或径改，或保留。

3. 原书系竖排本，现易为横排本。

4. 书中所引的近代西药译名、西医术语与现代有出入者，为了最大限度保持该书原貌，本次整理未做更改。

5. 本书采用的是师生问答的形式，为方便读者辨识与阅读，门人陈苏生的质疑问难用仿宋五号字体，老师祝味菊的回答及其他阐述部分采用五号宋体。

整理者

2020年5月

周序

这一部大作——《伤寒质难》，我拜读过了。自惭对于我国旧医科是十足的门外汉，不敢妄加按语。然而本书作者祝先生是学贯中西的通人，立论也有涉及科学的地方，而且同我谈过好几次，这使我这一知半解的人也感到绝大的兴趣。本来整个科学的发展是一部工具论与方法论的发展史，每种工具与每种方法都曾完成过它的使命，可是每种工具与每种方法都有它技穷的时候，所以有不断的新工具与新方法产生。如果竟有历万世而不变的工具与方法，这不是工具与方法的绝后空前，而是研究技能的自封故步。

我很佩服发明“百搭”的人，这种工具与方法使麻将局面顿改旧观。祝先生在治疗方面的独得之秘，也似乎有了“百搭”一样的得心应手——医疗中有了“百搭”，这合乎理想的要求，实现到何种程度了呢？

作者说:（一）“病”是病体与病原的合成品。

对的。

作者说:（二）治病方针，把主力对准病体为一法，把主力对准病原为一法，把主力分对两者亦为一法。

对的。

作者说:（三）病体在功用上之表现，不外“过”与“不及”，不问病原是什么，这种异常的功用总得矫正。

对的。

作者说:(四)矫正了异常的功用，有些病就可以好了，或有些药始能见效。

对的。

作者说:(五)矫正了异常的功用而病竟还不好转，那就得对付依然存在的病原。

对的。

当然，作者也知道:(六)对付了病原，有些病就可以好了，或有些药始能见效。

当然，作者也知道:(七)对付了病原而病竟还不好转，那就得对付病体。

然而，这种医疗中的“百搭”是适应于矫正异常功用的。作者对于功用异常的诊断，或“过”或“不及”，颇能自信，对于矫正异常功用的药物及用法亦颇能自信，故在照例地强调病原之外，对于病原的对手方格外地加以强调。我很希望有一种不问病原的“百搭”在医疗上崛起。

麻将中的“百搭”给竹林之贤以头头是道的无上便利——虽然有时拿到三张“百搭”也可以不和。医疗中的“百搭”是否也如此呢?我们退一步讲，“百搭”并非万能，更退一步讲，“百搭”只适应于某种病例，即矫正了异常功用而病就会好的。这样，“百搭”之为工具与方法已经是一件至宝了。由于“百搭”的发现，作者自信于紊乱的旧说之中建设了一个系统，自信于广漠的砂砾之中寻着了一座金矿。

然而作者仍是非常地谦虚，他说：这不过发现了一点矿苗，指示了一点苗头，要知是否为金矿，矿藏究竟有多少，还须继续发掘，而且还希望科学家来一同发掘。

我，这对于科学一知半解的人，现在只能举出下列几个希望：

（一）希望道地药材的道地程度有一个划一的标准，否则，国手在那里高下随心而国药却在那里上下其手，这是不免要授人以口实的。

（二）希望有合理的对照，一组病人用“百搭”，另一组病人不用“百搭”，由统计数字以表示治疗效率（所谓合理的对照，即两组病人的年龄、性别、体格、环境、病情、病历、临床诊断、实验诊断，都在适宜于比较的条件下之谓）。

（三）希望以伤寒（狭义的伤寒，肠窒扶斯）及失眠为初步的对象。理由：第一是病例多，适宜于分组对照；第二是即使不用“百搭”，现在还不能算是延误病机的业务过失；第三是一般经过都须有相当时日，这正是观察比较的有利条件。

（四）希望在伤寒，除了自觉征象、体温记录之外，“百搭”对于血象左移及凝集价有明显的影响。

（五）希望在失眠，“百搭”对于血钙移动另有其作用。

如果一一天从人愿，那么，这种“百搭”就成了“科学百搭”。根据推崇最先发现者的惯例，合该称之为“祝氏百搭”。于是医疗中的“百搭”，由作者的自信进而为全体医疗人员的共信。

医疗方面的简化与方便，是所有医疗人员的一致要求。当“百搭”正式公认之日，医疗人员有小儿得果之乐，而研究人员却是埋头苦干之初。干什么？开矿呀！上面的工作，不过证明了矿苗，踏看过矿地而已。我们如何能够就此而止呢？我们当然要开矿，要看里边有没有金，有多少？有没有铀，有多少？当然，我们追求的对象不是原子炸弹而是“原子百搭”。

如果工具与方法历万世而不变，这不是科学已到了绝顶的表示，而是科学的停顿、科学的夭折。

祝先生很明白“医”与“学”的联系与分工，所以他说，他不过指示矿地与矿苗，至于开矿炼金是另一部分人的事。我很感谢他的诚意。

三十六年丁亥之夏　桥下客序

徐序

盈天地之间，阴阳而已矣。阴有形为质，阳主动为力，力必附质而后存，质必赖力而能运。大地山河，质也，无日之热力，则万物莫能生长矣；脏腑四肢，质也，无内蕴之阳气，则生理毫无作用矣。故阴为体为质，阳为用为力。人无论修短腴瘠，有力便是强者，无力便是弱者；病无论表里标本，阳气能抵抗，便能却病，不能抵抗，病必告危。推之而呼吸也、消化也、循环也、升降也、开阖也、工作也、生殖也、排泄也，皆吾身阳气之热力作用也。作用强者人必强，作用弱者人必弱。人一刻一分一时，无阳气则全身之生理绝矣。病理者，生理之反常状态也。医有治病而为病所窘，竭尽心力，不得一当者。忽过有特识之良医，能知其生理上为病，即从生理上设法，往往有意外之收获、惊人之成绩、起死人而肉白骨。此无他，病重体力不及（即生理不支），当此之时，唯有补充其生理机能，发挥体力作用，则正胜而邪自却矣。拘拘于治病，不知顾生理，未有不终于偾事者也。今人治外感受邪，初治既不敢重用开达，延至三候四候以上，日久正伤，又不知扶正，以为外邪始终无补法（根本误在以身热为邪热，而不知乃人身阳气之反抗作用）。庸讵知日久正气衰，生理已告不支，不补其正，邪何由退？故有身热不已，延至一二月乃至百日者，皆病能待人，医反不知扶正补正耳。大凡人有外感，阳气乃反抗之先锋，先动者必先伤；阴血乃反抗之后盾，后起者必后及。仲圣之理中、四逆、吴萸、真武，何莫非扶阳之方？小建中、炙甘草、阿胶、鸡子黄，何莫非救阴之剂？《伤寒》一百一十三方，用人参、附子者五十有奇，用桂枝者四十。即以应用最广之桂枝汤论，辛甘酸同用可以解肌表，可以调荣卫，为驱病逐邪乎？为扶正却邪乎？即其开手第一方用法，即深刻研究之，治外感之大要亦可以思过半矣（今人以为外感始终不能扶正，则此等方此等治将作何解释）。吾故曰：人不能无病，病之生死，恒不在受邪之轻重，而恃在体力之盛衰，盖扼要之谈也。本书最有力之主张，举其荦荦之大者言之：第一为体力重于病邪，第二为阳气重于阴血，第三为以五段代六经（即公式人体之五大防线），此作者之创获，亦即苦心孤诣之独到处也。夫由博返约，古人所尚，执简御繁，用功之要。病证方药虽繁，而病因、体气、治法则屈指可数；变化虽无穷无尽，而原理、原则则无往而不可。烛照数计，所谓公式定例是也。古昔先哲，如越人、仲景、河间、东垣、丹溪、又可、立斋、景岳、天士，各有独到处，无不各有其创获。所以能自成一家者，盖非欲矜奇立异以求胜于古人也。一人之耳目心思有限，其发明即不能漫无限制。孔子，儒中之圣；仲景，医中之圣。谓其学说臻于绝诣也，非谓其学术已完备无所缺，而后起者不能再添蛇足也。孔子、仲圣如此，而凡不逮孔子、仲圣者，更可知矣。学术之所以需要后起者，为其能有所创造、有所发明耳。若唯是绍述阐发，则世界凡百学术，又安有进步之望，亦焉用是后起者为？中国学者不知从创造发明上努力，所以事事落人之后而无法以自强，今后之世界岂再有若辈立足地乎？老友祝君味菊，浙人而生长于川，辩才无碍，辟易千人，国医中之不羁才也。是书于作工方面则兼采新理，于治法方面则独运匠心，开中西沟通之先声，成古今未有之巨著。有此勇气，有此毅力，非铁中铮铮、庸中佼佼、吾道中豪杰之士乎哉？抑味菊之为此书，其意并不在推翻一千余年前仲景之《伤寒论》取而代之，而意在利用西来之名词，发挥固有之真理，使彼欧美学者借此认识吾国之医学。故谓其有所阐发、有所补充则可，谓其有所不满、有所轻视则误矣。盖其所作乃借宾以定主，非反主而为客，纯粹不失中医学术之立场。凡我读者，所当谅其苦心者也。余故乐观厥成而为之序。

武进陈子苏生，英年好学，初从其同乡名幼科沈仲芳学小儿医，中间又得钟符卿（符老海宁人，宦于川二十年，至西川道尹，有神明之颂，工诗古文词，尤精于医，生平服膺孟河费氏之学，晚年作海上寓公，见陈子而爱其诚，尽以所学授之），虚劳调理之传，而学益进。悬壶海上，道况颇不恶，复不自满足，年三十五复执贽而师事祝君。夫善学者必善问，善教者必善答。是书之成，陈子与祝君实有起予之功。至其用笔犀利恣肆，无意不搜，又恰如祝君之所欲言者。有是师，有是弟，遂有此伟大之成就。两贤相遇，亦一时之佳话也。陈子例得附书，因并及之。

丁亥五月五日　徐相任序

兰纳序

I feel highly honoured to be requested and it is also a great pleasure for me to write an introduction to Dr. Veitch Chu's book on Typhoid Fever. First of all I want to congratulate my old friend Dr. Chu on the occasion of publishing his book，on which as I know he worked for many many years.

I had the opportunity to work with him in prewar days together in our joined clinic and during this time，I had the possibility to learn and to appreciate deeply his profound knowledge and valuable assistance at our mutual work，his charming and excellent personality and his great experience in the medical practice.

Dr. Chu is not only a famous Chinese Physician who works according to the Chinese medical study using Chinese medicines but he has also a great knowledge of the Western medicine.

Having been practicing medicine in his country for 27 years，I know it very well that the Chinese native physicians have the tradition of keeping secretly everything in their practice and especially about their medicines.If they during their many years' work discover some new treatment of a disease，they are selfish enough to keep that for themselves and they never publish anything for the medical profession and keep it in their family，father is giving over to son and nobody else can use their invention for general benefit.

Therefore，I must point it out that Dr. Chu is an exception in publishing his book in which he writes down all his life studies，and clinical experiences.

I hope that his very valuable work will be a great help and advancement both to the Chinese and to the Western Medicine，and I wish him at this occasion the best of luck，good health，a happy and successful long life.

Shanghai October' 1947 Dr. Med A. Rennner

译文

祝医师味菊，将以累年所著《伤寒质难》付梓行世，属为之序。斯诚盛举，足为先生贺者，予且引以为荣焉。战前与先生合组会诊所于沪上，益信其学识高深、经验宏富、性情真挚，与之合作，获益良多。盖先生海内名医，学贯中西，不仅熟谙中国医药，而于西方医学亦莫不精通。予莅是邦二十七年，深知所谓中医素重门户之见，不论在医在药，偶有发明，例必自秘，仅以传之子孙，不容宣泄于人。独先生卓见超出流辈，将一生学识与经验、所得之创获荟为琳琅，公之于世，共策进化中西医学，实利赖之。敬祝先生康疆永寿！

一九四七年十月　兰纳识于上海

陆序

佛家以生住异灭四相，观世间有为诸法。生谓本无今有，住谓相似联续，异谓运转变易，灭谓终竟消亡。近世所谓进化，所谓发展者，皆四相中之异相也。既终不免于消亡，则苦思焦虑，纷争斗杀，以求获得异相者，宁非庸人自扰。虽然，业既为世间之人矣，苟不学佛，又谁能知有为诸法之幻妄。故一切进化发展，苟非空言欺世、利少害多，世人犹共相赞叹，称其贤智焉。医学亦有为法也。以其出于作为而非法尔（佛家言法尔，犹道家言自然），故中西不同术。从四相言之，中医住相多，异相少；西医反之，住相少，异相多。欧西自古研究形而下之学，文艺复兴以后，物质科学进步尤速，西医术亦随以俱进，短短百十年中，医术之进步不可以道里计也。中土自昔趣重形而上之学，述古不作。自东汉迄今二千年，医术仅得小变异二：宋元之际，熏染理学，翻腾空论；明清以降，务取轻淡，逃避责任。此外无他变异。医学者所以疗病者也。病于何在？在于血肉皮骨之身体，乃物质也；何以疗之？疗以草根树皮之药物，亦物质也。用物质之药疗物质之病，乃中土之言医者！不求诸物质科学而求诸形而上之空谈，此真所谓无有是处，岂止少变异相而已哉！予尝主张，道德宗教，欧西宜学我中土；物质科学，中土宜从彼欧西。故予治中医，虽犹用草根树皮疗病，而说理多从物质科学，提倡中医科学化，将以救中医之危亡。而国民党所设之中央国医馆，授意全国医界邮电反对，予遂成众矢之的。后二十年，共产党当局主张中医科学化，全国医界始翕然景从，谓中医诚宜科学化。尔时予已不敢复谈医，唯专心学佛，将以救斯世人类之毁灭矣。当予从事中医科学化之时，请益谘诹，得力于师友者良多，祝君味菊其一也。君心思敏锐，又自幼专力治医，其造诣非予所及，年龄亦长十年以上。予每有所问，君必详为解释不稍隐。君善疗伤寒，尝起危证为群医束手者数人，至今谈者虎虎有生气。君虽精于医，故不喜弄文翰，未暇著述以广其传。陈君苏生向守其师承轻淡之术，业务颇不恶，犹以为但能养身肥家而不能救横夭、已疾苦，将何以医为！于是旁求师资，闻祝君之名，亟往谒见；纵谈辩论，既经悦服，始折节称弟子。祝君亦喜得传人，悉以所学授之。陈君遂录平日问答之词，成《伤寒质难》六卷。于是祝君之医，陈君之笔，相得而益彰。陈君之友读之而称善，祝君之友读之亦称善。称善赞叹之不足，或为之出资印行，于是祝氏之医学始得广其传，而与当世学者共相商讨焉。予交祝君久，知其虽工医，颇不汲汲于著书。既得陈君而著书矣，复不汲汲于印行。今竟印行者，诚所谓因缘凑合，非有所勉强也。《质难》稿初成，予尝为之稍稍润色；及其砌版，又为校阅一过。祝君因索序，并言：我书之出，不过供治医者商讨研究，初非欲以此变异中医学，亦非欲自成一家言，与当世贤豪较其短长也。祝君性豪爽，无城府，予信其为由衷之言，因并书以序之。嗟乎！中医至今日始谋科学化，我不知化成之后，将复何似？祝君之书固以科学说中医者，适于此时印行。虽于中医之变异上不欲居有力之因缘，我知其不可得也。

庚寅六月朔　教小弟陆渊雷谨序

秦 序

中医学说是不是完全不合科学姑且不谈，单就治病时运用经验的技术而言，确实值得宝贵。这种数千年积下来的经验，绝非侥幸偶然的收获，其中必定含着精到不磨的理论。只苦拿不出真凭实据的纪录来供给一般人观摩，未免等于自吹自擂，甚至遭受虚无缥缈的讥诮。所以欲发扬中医，应从经验以寻求其原理，不当单恃经验而自以为满足。换一句说，应该把经验认作研究的出发点，不应该把经验认作终点。作为终点，便是止境；认为出发点，便是进展，便是创造的动机。可是环顾中医界，除了唱高调之外，谁能明此，谁肯下此刻苦功夫？有之，唯吾友祝味菊先生。

味菊先生学识渊雅，神情萧散，与我比邻而居。我时常挈了孙女圆儿去闲谈，互相引逗以为乐，很少涉及医事，真可谓善易者不言易。且努力中医革命四十年，平常很少著述，最近始有《伤寒质难》的刊行。纯粹把经验做中心，研究其所以然之故。再把研究所得，证之于科学，是否相合；更征之于古籍，核其得失。是以《伤寒》为名，绝不囿于张仲景一家，上而《素》《灵》，下而叶、吴，均有论及。知无不言，言无不尽。唯其如此，可以想见其问难之际，答辩滔滔，有左右逢源之妙。

今后的中医，必须科学化。中医一部分经验与学说，决不会磨灭。真实为中医前途着想，务要心地光明、胸无城府。读了味菊先生的大著，加强了我的信心和景仰。

一九五〇年七月二十日　上海秦伯未

章序

世界上的一切学问，都有其历史的背景。不同姿态的学问，乃不同时代所反映。社会不断在发展，文化也不断在前进，某种社会产生某种文化，观察某一种文化，就可以反映出某一时代的内容。

我们拿历史眼光来观察一切，就可以看出，整个社会在变，整个文化也在变。在大时代的转变中，一切一切，无论形式或内容，都有其转变之趋势，属于上层文化的医学，自然也不能例外。

谁都知道，中国的历史，从西周以迄清末鸦片战争，这遥遥两三千年，长期逗留在封建社会的制度下，所谓帝王的更替，朝代的兴废，不过是后来的统治者推翻或是蝉联先前的统治者罢了。这种统治的方式，一贯地是封建的，有此封建社会，就有此封建文化。汉朝罢黜百家、独尊儒学的“独断政策”，使孔孟学说支配了学术界近两三千年，直到“五四运动”后，中国的学术思想才大大地起了动摇，孔家店的霸业就此垮了下来。这就说明，时代环境改变之后，整个文化也跟着变了。中医是中国文化之一环，它的转变当然也无可例外。中医学术，是中国亿万人长期创造出来的。它和其他学术一样，同样是建筑在社会的基层上，它的发展与变化，当然也有其时代背景。历史上秦汉统一的天下，使纷乱的学术界趋向于统一，“儒定于一尊”就是一个显明的例子。在中医，从汉张仲景以后，“偶像崇拜”的思想盛行一时，因此养成了“捧经”的恶习，限制了学术的自由发展。汉以后名家固然不少，但他们只是在注解上用工夫。尽管他们学说分歧，观点不同，可是对于“维持道统，尊崇先圣”的见解是一致的。偶然有少数“疑古”的学者发出些微革命的论调，亦因环境的限制，未能发扬光大，或者渐至于湮没无闻。然而一般玄学色彩的古典医学，却托庇于“尊古”思想的掩护下，得以顺利地跟着封建社会的延长而延长。这种思想包袱深深地印在每个中医人的头脑里，与中医发生了不解之缘，因此把中医界迷惘了数千年。余岩曰：“儒禁于思孟，医锢于岐黄。”这句话好像思孟、岐黄是儒学、医学的罪魁祸首，我却认为，学术之所以不克进展，都是社会环境造成的。

自从鸦片战争之后，海禁大开，随着帝国主义的侵入，西洋医学也输入了中国。这蓦地里兴起的一种学说，激动了整个中医界，使一般自命不凡的中医大大地动荡起来，从此开始了新旧医学的斗争，也产生了“容新”和“排新”的两个阵营。

在旧的势力未完全崩溃、新的势力尚未建立前，“容新”的学说是抬不起头的，唐容川就是一个好例子。那时的旧医们对于新医的看法大都抱着“敬而远之”的态度，直到余岩一篇废医论发表后，针针刺痛了中医的疮疤，因此唤起了中医界的醒觉运动。当时适应这种思想的有恽铁樵先生。他的著作虽有不少问题，可是他在中医改革运动中曾经起了极大的作用。换句话说，唐氏、余氏、恽氏，他们都曾努力于学术上的改革，完成了历史使命，这是值得表扬的。

随着时代的转变，科学、哲学的发展，旧中医的思想无可规避地也跟着变了，“中医科学化”的口号，已渐渐成为国内一般中医的一致要求。从“五四运动”到中华人民共和国成立前夕，这种思想像洪水一般地达于最高潮。在这个过程中，产生了不少前进的积极分子，像吴涵秋、叶劲秋、姜春华、叶橘泉、洪贯之等，都是一贯地站在时代前面，和旧势力搏斗。他们有坚忍不拔的宗旨、客观唯物的头脑，他们对于新中医的建设有很大的努力。这几位杰出的斗士，无可否认是时代怒潮里所孕育出来的。

“存在决定思维”，任何一个区域，任何一种思想，任何一种著作都不能例外。我们面临转变的过程中，有一种转变中的著作来反映这转变中的思想，这是适应时代的一般要求。

现在我得郑重介绍这部《伤寒质难》，它是一部新旧思想矛盾斗争中的产物，它又是新旧医学转变过程中的代表作。

《伤寒质难》是祝味菊先生口述，陈苏生君笔受。全书都十数万言，反复辩难，用《内经》笔调来商量科学，从各家不同的学说归纳到一个简明的系统，这是祝君三十年来治学的结晶。在二十年前，我和祝君及陆渊雷君一同在上海国医学院教书。在那时，祝先生就主张中医要革命。他说，要发皇古义，一定要融会新知。这种主张，当时除我和陆渊雷君以外，宗兄巨膺、盟兄徐衡之也是竭力支持的，此外就很少同志了。

陆先生新知邃密，旧学深沉，一支笔更是生龙活虎，所向披靡。

祝先生博问强识，辩才无碍，他那张嘴也是锋利无比，所向辟易。祝先生治起病来心狠手辣，一针见血。我还记得在上海国医学院同事的时候，我的同乡徐庚和的弟弟徐五和生了极重的伤寒，名医如云，摇首却走，祝先生却“一力承揽”，转危为安。古之名医，是不是为病家“具结”来完成治疗任务，我在文献上还没有找到材料，然而这种治疗在祝先生竟是家常便饭。

总之，这两位都是全国第一流名手。我生平非常自负，常常瞧不起人，但是一遇到陆、祝两先生，只有奉手承教，俯首无辞。我和他两位交朋友，真是很幸福、很光宠的。

上海国医学院因为里无粮草、外无救兵，终于停办关门。我和祝、陆二君分了手，从此就离群索居，疏懒自怡，变成了“三上医人”：就是上午猴在诊所的凳子上；下午靠在出诊代步的车子上；回家以后，躬行实践林语堂的艺术生活，放浪形骸似的躺在床上。为了使“唯躺哲学”的知行合一，曾在床头写上前人的成句：“书似青山常乱叠，灯如红豆最相思。”就这样糊里糊涂过了十数年。虽然和祝君相距非遥，但不常见面，而祝先生却能学与年俱进，政治观点又搞得非常正确，这更是难能可贵的。

《伤寒质难》一书，虽然在形式上是讨论伤寒，其实已经包括了一般中医的原则大纲。这里有很丰富的辨证材料，对于彷徨歧途的中医，大有启迪作用。

祝先生个性很强，对于中医颇有自信心。他既不鄙弃旧的，也不盲从新的；他不做古人的应声虫，也不做新医的留声机。他有勇气，有毅力，他不怕叛经离道，也不怕得罪故人。他对于旧观点、旧方法的错误，不问今人前人、识与不识，都不客气地加以无情的批判。他掌握了分析归纳的武器，说明中医治疗的原则，哪些是对“人”，哪些是对“病”，哪些是“合理反应”，哪些是“盲力冲动”，如何去控制官能，如何去诱导气血，从广泛的经验中找出一般的规律，从彼此的关联上去把握总体的概念，这些理论都是有其实践价值的。我们知道，一切法则存在于一般事实之中，我们应该利用科学的知识来充实自己，吸取古人的经验来建立自己。祝先生的“五段八纲”，就是拿科学的成果来构成哲学的材料。这种思维法则，在临床上的确可以收到“思想经济”之效。

有了客观存在的条件，才会产生具体内容的理论。祝氏书之能于这个时候付梓，无疑地也是时代转变中的一种适应与需要。

陈君苏生，本非祝氏弟子，但他是一个很用功的学者，因为追求真理，与祝先生展开舌战，几经辩论，始折服称弟子。这事和明代王心斋之投王阳明很近似。心斋未拜阳明为师前，学问已卓然成家；拜师之后，学乃大进，名亦大噪。苏生兄就不同了，未拜师前，已是头角峥嵘、声誉鹊起；拜师以后，因为作风改变，医业大受影响。苏生兄并未因此而有沮丧之态、懊恼之意，相反地加紧学习，卒能尽获祝氏的心传，完成时代的著作。这种坚忍不拔精神，下走只有欢喜赞叹，拱手拜服。

现在我们可以总结一下。我和祝先生的交谊是莫逆的，祝先生治病的狠劲是我所熟悉的，陈苏生是祝派发扬光大的传人。《伤寒质难》书，其重点在告诉我们，要放弃主观，从各个不同角度去观察疾病，不要情感地对证用药，我们要认识了“病”，又要认识了“人”，理解了局部，又要理解到全体，这样才能使新形式与旧形式统一起来。祝先生在这一方面已经为我们找到了新的出路，不但在现阶段中西医间筑成了联系的桥梁，而且指示着今后医界研究工作中所应努力的方向。

一九五〇年五月 章次公序

自序

今日批评中医的人，大都认为中医学理基础根本不健全，其理论疵谬百出、一盘散沙、毫无系统。因为它本身的不科学，所以有人主张要废除。但是中医能够治愈病却是事实，而且有时竟然能够医好科学西医所未曾医好的病，这真是奇迹了。事实既不能完全抹煞，同时又不甘承认奇迹的造成是中医的学术。他们判断中医愈病之理，一部分是病的自然痊愈，而中医掠为自己的功绩；还有一部分是经验的中药无意中吻合科学的缘故。自然痊愈的掠美，当然不算，于是说医好病，不是中医学的功绩，而是经验药物的功绩。中医的内容，理论是理论，事实是事实，如风马牛之不相及，所以又有废医留药之说。味菊从事中医垂四十年，实验考察的结果，亦认为“无原理原则可寻之经验，必有原理原则可寻”。中药自有优长之处，这且不说，就说中医的理论，亦复未可尽废。固然中医的理论散漫紊乱，这是无可否认的，不过散漫紊乱之中也自有其线索可寻的。假使我们能够把中医的内容，好好地整理出一个比较合理的原则，根据这个原则，运用经验药物来做实践理论的工具，经过好多次的临床复演，得到一个客观的证明，证明上面所说“比较合理的原则”，尽可以用来说明中医能够愈病之所以然。把这原则贡献给整个医药界，作为初步研究中医的踏脚石，或许因此而发现意外的收获，这亦是一个从事医学者所应该做的事呀。

我向来主张，真理只有一个，是非不能并存，医而合符真理，应无中西之分。中医能够医好病是事实，事实里面就有真理，我们很应当用科学的方法，去发掘说明这事实背后的真理。世间没有毫无理由可言的事实，没有永远不能解释的奇迹。事实而能加以分析，加以证明，系统地说明其所以然，也就算具体的理论了；奇迹而可以随时复演，可以人为造成，也就不称其为奇迹了。药物不过医生应用工具之一，运用药物，需要一种理解的。中医愈病的所以然，于药物本身之外，亦必有其足为依据的理论。我们知道若用单味的药物治愈某一种病，虽可以复演不爽，只好说是“效在于药”；今用种种不同的复方，配合种种不同的药物，应用到各个不同的人体上去，在不同的方式下而收到相同的效果，那就是“效在于法”。一般人说，中医愈病纯是药效，这好像是说，宰牛者是刀，而不是屠夫了。其实中医的理论，不仅有药，而且有法。诚然它的理论是晦涩难明的。假使我们依照文字上面的词义去衡量它，当然是玄秘荒唐的。如果我们涤除成见，拿另一个角度去看它，却未尝不可理解。这是我多年来的主张。陈子苏生，颖悟好学，行医已十余年了，还是孜孜不倦，曩岁执弟子礼，问道于余，质疑问难，颇能举一反三。此编乃师生间日常质难之记录，其内容虽限局于伤寒一病，然对于整个中医的见解，亦已有部分之阐发。唯须郑重声明者，此编所举之理论与系统，乃祝氏一家之言，不足以代表整个的中医，只能说我个人奋斗的历史，追寻真理的自我解说，而未敢自信即此解说便是真理。无疑地我的见解不免粗陋而多有谬误，还需要不断地修正。又深知此种理论，对旧医尚未能消化，对新医又不够咀嚼，真所谓两面不讨好的，尤其是批判时医的地方，难免有开罪同道之嫌，这是我万分抱歉的，但是我又不能作违心之论，只能请他们多多原谅了。

自从有了西医，就有中西医门户之争，它们的对立已有数十年了，至今还是如划鸿沟，互相攻讦。我觉得长此争论下去，终不会争出什么好结果。我们不想空谈中西医的优劣，而想引起彼此间的认识或了解。为了社会，为了学术，我们总该想个办法，使它们接近，使它们得到一个连接的桥梁。我希望这本通俗而不免于肤浅的小册子，能够引起中医倾向于科学的趋势，能够引起西医重行检讨中医的兴趣，更希望西医参考此项理论，去研究整个中医中药。希望中医因此而感到自己的不足，而发生进取的欲望。将来若能泯除新旧成见，合中西为一家，相信必有一次长足进步的。

三十六年丁亥春　祝味菊序于海上傲霜轩

发凡篇第一

苏生问于夫子曰：小子弱冠习医，《内》《难》《本草》《伤寒》《金匮》，皆涉猎之矣。说者曰："熟读金元四家之书，可以治杂病；阐明叶、吴、陆、戴之说，则外感无余蕴矣。"苏生淬励十年，以求适用于世，及乎临诊，惘然若失。四家之说，初未能尽治杂病；温热之论，亦未能尽如人意。传习套方，可以应世求食，未足以起大病而救夭卒。乃退而勤究古训，以寻其真理之所在，则聚讼纷纭，莫知所适，愿夫子有以祛其蔽焉。

夫子曰：善哉问乎！世皆囿于小得而沾沾自足，其能发奋以求真知者，有几人哉？孔子称吾道一以贯之，医何独不然！

苏生问曰：何谓一贯之道？

师曰：一贯之道者，执要御繁。明乎此，则举一反三，可以启无穷之思。学说之成立，言之凿凿，往往昨是而今非。所以然者，小智小得，不足以全其大也。唯是真理，无中外古今，阅万古而不易者也。余岩曰："医之真理，本乎解剖，征乎实验，范围乎自然科学之律令，审慎乎客观唯物之现象，钩隐烛幽，批郤导窾，各国学者所公认。"斯言近之矣。吾闻之矣，学之能垂久远而不可磨灭者，虽星历卜祝之为玄也，盖必有其真焉。吾国医学相垂以传者，四千余年，博大深邃，莫可纪极。虽著书立说，瑕瑜并见，然处方施治，立竿见影，其必蕴有真理，亦彰彰明矣。所谓真理者，即吾儒之所谓道也。顾医家各是其道，以为道在于兹矣，将令天下后世，宗此道以长相守矣。昧者从之，贤者疑之，学者试之而不应，必有从而斥之者矣。是以有东垣之补阳，乃有丹溪之滋阴；有河间之清宣，乃有子和之攻泄。仲景《伤寒》，历代所宗，虽有议者，未敢僭越。至吴又可而其说大变，有清叶、吴倡热之论，《伤寒》捐弃，时方风行，而卒有陆（九芝）、戴（北山）之流辟之，然亦未能自外于温热。千古滔滔，立说者各是其道，出主入奴，非吾所谓道也。何以故？一家一派之私说，其不能以真理印证之者，虽悬诸国门，终不见赏于世界医林，必也。吾先祖世代业医，髫龄已耳熟医病名词，及冠从姑丈严公雁峰襄理盐务于成都。有余暇，始学医，好问阙疑，事无巨细，必研求其所以然。丈为之延宿儒刘雨笙先生授读医经，不匝月而师辞去。丈曰："孺子不可教乎？"曰："非也。彼有所问，皆吾所不能解者。师而不能开其蒙，又何以师为？"于是又礼聘名师，当时极负时誉之某太史公也。逾月师又辞去。丈曰："岂孺子无礼乎？"曰："否。其发问也峻，无以圆其说也。"无何，三更其师，而终未能祛其所疑。丈慨然曰："是必吾亲教之矣。"于是尽出所藏医书，分类而列于案，呼味菊曰："前，中国医籍，泰半在兹矣，今之人不能解，前之人容有识之者，盍自求之。"于是尽取所怀疑点，标出以质证于古人之著录，甲注之不解，求诸乙，不足，又求诸丙。溽暑衣襦尽湿，勿觉也；入夜披阅达旦，勿倦也。三月而其书穷，其疑终不释。丈曰："穷矣，吾无能为力矣。"会省垣招考军医生，丈促吾报名。曰："向之不足，其自索之于舶上欤。"攻读二年，见闻一新，融会中西，自求新解，向所怀疑者，十释其三。会政变，医校改组，乃随教师石田东渡扶桑，参观彼邦各种医药陈设，憬然于目，默存于心。次年返蜀，主政于官医院，孑然一身，不为世囿，爰得实行我辛苦仅有之理想，叛古逆今，勿顾也。因取旧学之不合真理者废之，有药效而其说不可取者正之。在政七年，向所怀疑，十去其六七矣。夫真理唯一，初无国族之别也。吾所谓道者，其说可以质诸世界学者，非斤斤于门户之争也。虽然，吾行年六十有四矣，知也无涯，向之所以为新者，今皆陈迹矣。余虽崇尚真理，然余疑犹未尽扫也。医门之障多矣，吾子其将何以问？

苏生曰：吾人生理状态，纵极神奥，要不外阴阳体用而已，欲求其详，西说尽之矣。至于病理，不外违反生理自然而已。病之种类，简言之，外感与杂病耳。言外感，《伤寒论》、温热书，执外感之纲要矣。知其然，不知其所以然，愿先闻伤寒之说。

师曰：《内经》曰："人之伤于寒也，则为病热。今夫热病者，皆伤寒之类也。"是以广义之伤寒，包括一切热性传染病而言也。温病者，亦热性病耳，以其抗邪情形略异，故治法处方亦略异。说者曰，伤寒可以包括温病，温病不得包括伤寒。所以然者，定义之广狭有殊也。

苏生曰：寒温分立，为中医两大法门，洵如师言，则伤寒、温病，可以一而二、二而一耶？

师曰：然。中医所定病名，见仁见智，无有定则，或从病因（中暑、中食、伤燥、伤湿），或从证候（哮喘、滞下、呃逆、癥瘕），或从症状（惊风、潮热、痫癫、厥逆），或以感觉为名（痿、痹、痛、痒），或以体气为名（气虚、血亏、肝旺、脾湿）。在昔不闻解剖，莫从知其病灶之所在，则随缘定名，亦无可奈何耳。即今科学昌明，犹欲抱残守阙，锲而不舍，吾不谓然。寒温之辩，聚讼数百年矣，其主要之区别，在证候不在原因。然辩之者，甲医曰伤寒也；乙医曰温病也；丙医曰时在春末，春温也；丁医曰温中夹湿，湿温也，相持不决。主人视所立案，则皆引经据典，言之成理；视其所处之方，则温凉寒热，宣发通利，具备之矣。真理唯一，苟不明其所以，又将何以取信于病人（时人之言曰，中医之治绩，确有事实可以征信。然吾苟病而且笃，必舍中医而从西医，何以故？吾虽死于病，犹知病之所在，不然至死而不知病之所由作也。噫，可慨也夫）？

苏生曰：向者国医馆以国医病名不合科学，而有统一之建议，论者哗然。夫言伤寒者，起病之源也；言温病者，向热之渐也。春温以时令为别；湿温以兼邪为名。名各不同，其致一也。以此而喻病，亦可以释然矣。

师曰：是说也，聊以备质，未能立信。中医之治疗，本乎对症发药。寒温皆非致病之源，明乎邪正消长之理，则治法迎刃而解，既知其所以然，又何争乎病名之当否？越人之痦，吴人曰痧，北向曰麻，西向曰疹。医咸谓邪在于肺，皆知宣透是尚，则痧也、麻也，二而一，一而二也。夫伤寒之源，非尽伤寒也；化热之症，非尽温病也。以季令名病，初无关于宏旨；以兼邪名病，亦仅聊备一格而已。西医定名，实质病则从解剖学，视病灶部位而立名；传染病则从细菌学，视其病原而立名；官能病则从生理学，视其官能所属之器官而立名。其有倡说而未能别其为何种病类者，即以发明者之姓名以名其病。其定名所取之方式，较中医优良多矣。虽然，中医亦自有其优良之处，不在病名而在治法。综合归纳，中医之长也。汇百川而纳诸海，执一贯之旨以御繁复之机。知其要者，一言而终。彼实质诸病，不外形体之变化；官能诸病，不外作用之失调；传染诸病，一言以蔽之，客邪之外侵也，实质官能病，中医谓之内伤，谓之杂病；传染诸病，中医谓之外感。其间容有不尽符合之处，大体固如是耳。

客邪区分有机无机篇第二

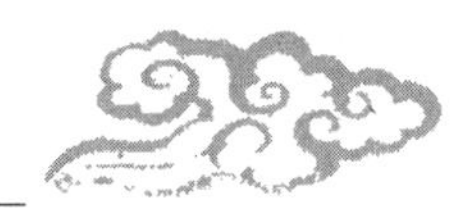

今夫外感者，客邪之外侵也；《伤寒论》者，治客邪之专书也；言邪者，以其能伤正也。邪有无机有机之别：无机之邪，六淫之偏胜也，风寒暑湿燥火，及乎疫疠尸腐不正之气，凡不适于人而有利于邪机之蕃殖者，皆是也；有机之邪，一切细菌原虫，有定形、具生机，可以检验而取证于人者，皆是也。六淫外感，着人为病，感邪之后，邪量不复加增，受寒八分，便是八分，只有消散，决不加增，此无机之邪，无蕃殖之机也。有机之邪，具有活力，既能蕃殖，非唯蕃殖，且能泌毒，以害宿主之康健，此一有机之邪者，自有其生存蕃殖之机也。伤寒之成，有形之有机邪为主因，无形之无机邪为诱因，彼二邪者，狼狈为奸，每伺人于不察焉。

苏生曰：中医论外感，言六气而不及细菌，所以然者，唯六气有失调，斯细菌乃繁生。处理六气，中医之长也。夫尘秽蕴湿，乃生鼠妇；浊水成潭，乃生孑孓；谷陈而生蛀；粪腐而生蛆；败屋之阴，朽木生菌；原隰之野，腐草为萤。六淫为细菌之母，而细菌乃六淫所成也，六气实为致病之主因。师今反之，是何故欤？曾阅诸杂志，英医两千余人，组织健康同盟于伦敦，从事推翻细菌为一切病源之说。若辈宣称，细菌至疾病较迟时，始附带发生云云。则细菌万能之说，虽在西方人，犹多不信，师何信之深也？

师曰：科学之成立，必有实据，非空言所得嚣争。菌诚寄迹于太空，初非依存于六气。子谓细菌之胚生，肇基于六淫，其有本乎？

苏生曰：执六气以御细菌，此吾中医之足以自傲也。小子习闻其说矣。夫细菌之蕃殖，实胚胎于六气：东风鼓荡，稼蠡生焉；北地冰寒，雪蛆生焉；溽暑熏蒸，痧疫大作；长夏霉湿，霍乱流行；喉病见于燥令；喘证发于暴寒。病之来也，莫非六气之不调；菌之获存于太空也，莫非六气之相成。秋蝉不知有冬，夏虫不知有冰。物性就暖者，不适于寒也。脏腑伏毒，望春而发；肌腠湿疹，入秋自收。病菌之作，有其时也。六气之影响，人物攸同。有六气而后有细菌，中医指病之起点与来源，西医指病之既成与现状也。故细菌之于六气，犹卒伍之于将帅也。西人有人奋身吞食病菌，以示菌非病源者。则六气为致病之源，此吾独有之学说，可以颉颃西医，傲然而自信者也。

师喟然而叹曰：不务实际，澜翻瞽说，中医之所以不进步也。夫所谓六气者，六种不同之气候也。地面燥湿异性，寒暑异时，故六气非各地俱有也。吾国温带之中，北承寒流，南接热带，东临大海，西仰高原。四方气候之不同，岂风寒暑湿燥火六气所能包括者哉？彼极北之地，雨雪霏霏，结冰百尺，有寒无暑；西原沙漠，昼暑夜冬，流沙千里，有燥无湿；岭南多瘴，炎暑蒸逼；海滨低下，湿热相袭。一国之中，六气之偏胜如此，而况天下之大乎？病之作也，发于闽粤者，不旋踵而传之于燕辽。伤寒麻疹、疟痢霍乱，纵横南北，其病型同也，其病原一也。初不以其地六气之不同而异其证，病固六气所作乎？菌固六气所生乎？

细菌栖息于世，适者生存，必有其生存之条件。气候之不调，于人为不利，于菌为或利或不利。何以故？菌性有喜燥而恶湿者，亦有喜湿恶燥者，有喜温者有喜凉者，有喜通气有不喜通气者。是以菌性与气候相得，则其蕃殖之机自然旺盛。菌之产生自有其母体，气候之适于菌性者，足以助长其滋蔓，非气候竟能生之也。譬如鱼水之相得，鱼之生机固畅适。然产鱼者，鱼之卵，非水也。生物生自生物，有亲而后有子。是以六气之说可废，然而存之者，以气候与人物固有密切之关系耳。六气有常有变，常者养人而不为人害，其变而使人受病者，即所谓六淫。淫者邪也，害于正也。六淫害正，言气候之不适于人，人之所恶，菌之所喜也。故六淫可以培养细菌，细菌得六淫之助，可以猖獗而为患。以此言六气，未尝不当。若谓细菌生于六气，则毫厘之差，千里之谬矣。故曰，伤寒之病，有形之邪为主因，无形之邪为诱因。

苏生曰：有机之邪，为病之主因，敬闻命矣。然则无形六气独不能致病耶？夫人之伤于寒也，则为病热；伤于风也，则为嚏咳；中暑则猝倒；中湿则濡泄。岂皆无因哉？

师曰：无形之邪，感而即病者，非六气之致病，实由体工之失于调节耳。今有三人焉，栉风沐雨，冲寒冒暑，所处之环境等也，而病否各不等。其独病者，盖必有召邪之道矣。人身对于气候之变更，原有调节之机能。自冬徂夏，送寒迎暑，人体为适应环境，可开放毛窍以泄汗，或收缩肌肤以留温，所以保持其平温也。若其调节机能有所障碍，则虽遇六气轻微之变，亦有致病者矣。是以六淫为感冒之诱因，而诱因之得以成立，调节机能未能应变之咎也。夫六气不居，变动无常；细菌飞扬，遍乎太空。人日与病因为邻而不病者，以有调节作用，而使邪无可乘之机也。

苏生曰：无形之邪，为疾病之诱因，亦闻命矣。《经》云：邪之所凑，皆其气之虚。真气内守，虽有大风苛毒，勿能害之。所谓大风苛毒，不仅为气候之变化也。风字从虫，苛为细草，盖包括一切原虫细菌而言之矣。西人亦有三因鼎立之说：一为细菌之潜入；二为气候之不适于人，而适于细菌之发育；三为人体抵抗力薄弱，不能抵御病菌。今得师说，其理愈明。病原既明，愿进而教之以伤寒之病理。

师曰：仲景之所谓伤寒，指广义之外感。外感因气候失常、体工失调而病，不必有细菌也。若夫狭义之伤寒，则所谓三因鼎立者是矣。

潜伏期篇第三（附邪正不两立说）

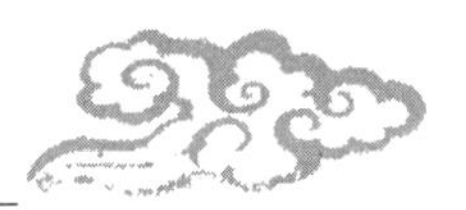

夫细菌充塞宇宙，弥漫遐迩，得六淫之培养，无始以来，生生不绝。菌性不同，各就其所适而自存。寒燠暴变，体工不及调节，而表邪有可乘之机；饥饱无常，中土不及运化，则肠胃有受病之隙。邪行如水，唯虚者受之。微邪初入，匿迹于腠理分肉之间，肠胃屈曲之处，为警防之所懈，反应所不及。汗酸湿浊，凝痰秽浊，凡我身之废料，亦细菌之资粮也。邪之蕃殖，其来也渐，譬犹地方不靖，窃盗流行，事闻当局，而大军未遣。当斯时也，大体无伤，虽有困顿不适，而未尝病也。祸根已种，逆迹未著，西医所谓潜伏期也。

苏生曰：潜伏期者，伏邪之说也。《经》曰："冬伤于寒，春必病温。"有伏寒乃知有伏暑，从而推知，六气皆能潜伏。故曰："春伤于风，夏生飧泄；夏伤于暑，秋为痎疟；秋伤于湿，冬为咳嗽。"盖伏气之说，由来旧矣，而近贤非之者日众，以为寒暑即病，未能久伏。将师古欤？抑从今欤？

师曰：伏气之说，中医之障也。邪正不两立，岂有容邪许久而不病者乎？

苏生曰：病有潜伏之期，则知邪有蛰藏之机。师言邪正不两立，则邪气初着，势必即病，又何有乎潜伏？

师曰：细菌足以病人者，名曰病原菌；反是者，非病原菌也。体多无害之菌，邪不我犯，则亦优容之矣。病菌由游离而成集落，其力足以危害时，未有不思蠢动者。微邪潜入，量少力薄，蕃殖未旺，规避正气，为患未彰，反射作用未显，故无有所苦。及至局部既生变化，不久危象且见，不得以外形之未困，而谓之无病也。夫六淫外感，理当即病；有形细菌，乘机始动。是故潜伏有一定之时期，未有永久潜伏者也。

苏生曰：然则白浊经年，淋菌稽留，梅毒潜伏，终身不解，肺之结核，肠之绦蛔，疟之久发，痢之不休，皆细菌原虫及寄生生物之为患也。其潜伏之期，何其久乎？

师曰：顷所论者，伤寒也，诸般急性传染病也，是有机之邪为患也，其潜伏有定期者也。子所述者，杂病也，与潜伏之定义不符。杂病之邪，其得以寄生潜伏较久者，皆各有其专理，缓日当为汝详说之。

苏生曰：然则伤寒之潜伏期之处治奈何？

师曰：潜伏之初，病型未定，无有治法，中医就其失常之处，从而调之，去其病菌之所附丽，或汗或吐或下，纵使首慝未诛，而莠民既戢，邪势孤矣。中医初期疗法，每每消患于无形，所谓上工治未病也。

苏生曰：信如师言，邪之着人，传染病可以潜伏短期，杂病可以长期存在，则正邪固可两立矣。

师曰：窘乎哉问也。汝其聆之。吾所谓邪者，以其害正也。不害于正者，虽不谓之邪可也。夫细菌潜入，其能危害宿主康健者，病原菌也，反之为非病原菌也。菌而不足为病，又何厌之有？譬如与人共事，岂能人尽君子哉？如彼夷狄，入中国则中国之。其为害者，虽为小人，导之而已。酵母，细菌也，而可以助消化；趾疥，原虫也，可以拔湿浊。邪不害我，因利为用，何害其两立也？一国之大，幅员之广，岂能必其无寇谍之潜入？苟其政治清明，警防严密，其必有检举之者矣。敌之为患，我起而抗之，邪正之势，判然不两立也。

苏生曰：西人有号伤寒玛丽者，历史上著名之伤寒病媒也，终其身散播传染，遂为法律所幽禁。如是病媒，常有发现，是则正邪可固两立，人体固可能容邪矣。

师曰：不然。细菌之寄生于人体，不危害宿主者，是谓无害之邪。邪之为邪，以其害正也。邪与正气，无敌对之行为者，固无害其两立也。譬如外籍侨民，驯良守法者，虽非我国国民，而政府未尝歧视之也。苟跋扈逞凶，阴谋作乱者，亦非国法所能优容矣。夫伤寒之所以能自愈者，以身内产生伤寒抗体也。有伤寒抗体，即有伤寒免疫之力。有伤寒免疫之力，则虽有伤寒之菌，不足以为危害，即使有之，亦仅普通寄生状态而已。彼伤寒玛丽之能长期带菌者，亦不过一种变相寄生耳，其寄生之据点，意必限局于一隅，决不致流走五脏、渗透组织，而无所反应也。

苏生曰：带菌者，其所带之菌，于其本人竟无害乎？

师曰：带菌者，身带害菌而无害者，恃有抗体也。抗体消失，其为有害，亦彰彰然也。夫害菌之寄生于人体，必有托足之点，人身必有利用防范之道，逾此即为有害。譬如大肠细菌，栖居大肠，专事腐化，如蚓在土，功能疏导，常人有之，而不足为患。苟大肠菌而窜入腹腔，立即引起炎症，昔为无毒之菌，一变而为有害之邪。凡百侵害，正必抗之，邪正决不两立。客邪有限度，决难隐忍过久也。

苏生曰：然则肺留结核，足生坏疽，存邪至久，远至数年，其两立之势，亦云久矣。

师曰：吾人体内组织以及血液，不能必其无细菌之存在。病原菌游离而未成集落，必遭体工之歼灭。其据有病灶，而一时不克剿灭，则必有防御之趋势矣。夫一国之内，萑苻蜂起，动员出发，从事诛讨，经年累月，胜负未决，敌之所据，虽僭立伪朝，而庆吊不相问，道路不相接，隔垒相持，虽一时休战，而戒备未弛。如结核之被封锁，坏疽之有分界，待机以动，敌忾同仇，正欲胜邪，而力未逮，不得谓之并立也。

前驱期篇第四（附体温之生理及发热之病理）

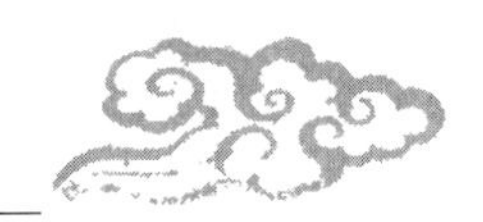

苏生曰：邪之有危害行动者，与正气势不两立，谨闻命矣。对于邪入之门户，犹有余惑焉。《经》云：虚邪之中人也，始于皮肤。皮肤缓则腠理开，腠理开则邪从毛发入，入则抵深。留而不去，传舍于俞；在俞不去，传舍于伏冲之脉；留而不去，传舍于肠胃；留而不去，传舍于肠胃之外、膜原之间；留着于脉，息而成积。邪气淫佚，不可胜论。又云：风寒客于人，使人毫毛毕直，皮肤闭而为热。此中医之说也。西籍无六气，谓细菌侵入之门户。在表者因表皮创伤而侵入者，谓之创伤传染；由黏膜之滤泡进入者，谓之滤泡性传染；病从口入者，谓之饮食传染；病从鼻孔侵入者，谓之吸入传染；因交接而侵入泌尿生殖器者，谓之交接传染；其不能证明侵入之门户而发病者，谓之潜匿性传染。此西医之说也。夫狭义伤寒，病灶在肠，邪从口入。而中医谓“冬伤于寒，春乃病温”，明言邪始于表。若谓表不受邪，未免秕糠圣言。因寒而致病，乃事实也。邪所由入，将以何为准？

师曰：中医之论伤寒，病始在表，谓有伤于寒也，即伤于六气中之一气也。换言之，伤于不正之气候也。六淫之来袭，因体工不及调节而为病。在体曰表，所谓卫外之阳不固也。六淫为刺激之因素，既病而六淫不复存在，不比细菌原虫，可以蛰伏于人身也。譬如爇香，及其香溢，香之烬矣。夫所谓六气者，不外气候之变化而已。风之刺激皮肤，寒之收缩毛腠，暑之蒸发汗腺，湿之障碍放温，虽足以诱起疾病，初非疾病之本身。六淫造病，有如媒妁然，及其既婚，媒者休矣。《内经》所论邪气由表而入，仅为感冒之诱因，不足为伤寒之病源。矧伤寒非止一种，正伤寒之外，副者有ABCD四型，发斑者名曰斑疹伤寒，皆以细菌之不同，病型之各别，而立其名也。未来之伤寒，犹有推陈出新者。总之，不外有机之邪而已。有机之体，若非表皮创伤，不得从表入，子言表不受邪者是也。有机之邪，充斥寰宇，飞扬太空，或混杂于食物，或黏附于器皿，吾人之口腔、鼻孔、皮肤、指爪，在有细菌之寄迹，然而不为病邪所侵犯者，以吾人有保护机能故也。夫异物入喉，激而为咳；浊气刺鼻，郁而为嚏；胃有所恶，逆而为吐；肠有所愤，迫而为泄，反射之用也。表之蒙皮，脏之被膜，所以捍邪也。胃中有酸，肠中有酵，眼角之泪，阴道之液，皆能杀菌也。杯状细胞可以御邪，白血球力能噬菌，淋巴有腺，密如堡垒，吸留异物，不令入营，所谓保护机能也。强之凌弱，如水就下。邪性不同，每侮其所不胜。是以细菌蕃殖，各随其个性，以乘其所欲。有特异之菌性，乃有特发之症状。或限制于局部，或蔓延于周身，菌性之不同也。伤寒菌之喜集于肠也，亦性之所近也。伤寒之菌，大都由饮食经口入胃。倘胃无消灭之能力，则侵入肠膜，随血周游，栖身淋巴以为蕃殖之基，绝非由表入里者。当其潜伏之初，容或有感冒为之诱因。既病之后，非复感冒矣。菌势既张，揭竿乃起，于是分泌毒素，溢入血液。当斯时也，警报四起，大军云集，体温高增，寒战凛冽，战斗状态成立，所谓前驱期是也。

苏生曰：一切传染病，大都皆有寒热、头痛、体酸为前驱伴发之症状，胡为而然耶？

师曰：传染病不必皆有前驱期也。前驱期症状，亦以菌性之不同，而各异其型也。夫寒热为体温之反常，酸痛为体温反常之后果。体温之失常，有所激而使然也。子亦知体温之生理否乎？

苏生曰：人非冷血动物，所以有异于蛇蜴鱼蛙者，以其有常温也。人身体温常在卅七度间，以其适合于吾人之生理也。是以盛夏隆冬，不以天时有殊而减其温；北极南洋，不以寒热异处而游移其度。其能适应环境者，以有调节机能在也。当夫严冬冰雪，重裘不暖，祁寒凛冽，夺人残温，体工有知，收缩血管以扃闭其放散之门，战栗蜷伏以增加其内生之温。盛夏溽暑，炎熇沸腾，袒裼室内，烦渴如焚，则喘息流汗以放在表之温，鲸吞冰冷以清肠胃之热。此皆生理上之调节机能，所以维持其平温也。体工何苦必欲维持其平温，无非适合于生存之条件而已。体温因六淫侵袭而致障碍其调节机能，则表气不利而见表病。今传染病不从表受，而寒热酸楚见于表者，其故安在？

师曰：六淫外袭，先及于表，表虽病而六气未尝潜入，是以感而即病，无所谓潜伏前驱期也。

中医所谓表里，系抽象之词。嘉言老人曰：人身一个壳子，包藏脏腑在内。从壳子上论，即血脉、肌肉、筋骨，亦表也；从近壳子处而论，即膀胱尾闾之间，亦出表之路也。人但知皮毛为表，实则皮毛为表中之表，即大小孔虽在内，亦为里中之表。唯五脏之间，精神、魂魄、意志之所居，乃真谓之里，不可令外邪深入耳。是知寒热酸楚，以证象在表，而定为表病，亦抽象之词。夫外感六淫，以表邪而起表病；伤寒菌毒，以刺激而起表病；感冒诱发菌毒，以表邪而动伏气。

苏生曰：师言伏气之说，中医之障也。今复取之，不患人指摘乎？

师曰：前辟之伏气，乃指六气内伏之非；今说之伏气，乃指细菌潜藏而言。字同而义不同也。古之所谓伏气，伏有形之邪也；所谓感冒，冒无形之邪也。我佛说法，无非明智，不着于相，以是义故。如来常说：汝等比丘，知我说法，如筏喻者，法尚应舍，何况非法？盖说法明理，如筏渡人，既抵彼岸，则舍筏而登。人体生活现象，灵妙幽玄，莫可究诘。中医以阴阳虚实，邪正表里，作归纳上之归纳。知其要者，心领神会，运用无穷；不知其要，锲而不舍，徒自苦耳。是故术语宜活看，而不可执着。吾所说者，皆应作如是观也。

苏生曰：愿闻伤寒表病之理。

师曰：体温之失常，有所激而使之然也。

苏生曰：然。小子有悟于激之之义矣。感冒之发热，六淫激之于外也；伤寒之发热，菌毒激之于内也。感冒之发热，出于自动；伤寒之发热，出于被动。有激则有抗，其势然也。夫体温因不能适应外界气候之变化，而起调节作用，亦自然疗能也。感冒而有自然疗能，则虽有病象，而正未病也。伤寒细菌侵蚀肠壁，分泌毒素，激起体温之反常，则体用俱病矣。夫人身平温，虽因人而稍有出入（幼年较成人为高），因时而略有增减（朝低夕高），然大致不出半度。是以超越平温以上，即是病态，名曰发热。一切急性传染病，除真性霍乱外，无有不发热者，愿闻发热之理。

师曰：发热者，体温上升之谓也。明乎体温之生理，则发热之病理，思过半矣。西说曰：吾人因筋肉及腺等酸化燃烧，化学分解作用，而产生体温。由于皮肤及肺脏之放散，使造温与放温平均，以维持其平温。主宰此调节作用，在乎中枢神经。

苏生曰：此西说也，请以中说释之。

师曰：肺之吸氧，胃之纳食，酸化之大源也。氧气之助燃烧，西说详之矣。吾人寒而思衣，饥而思食，保持其平温也。饮食入胃，有如行车之进木炭汽油，所以资燃烧也。是以饥寒之人，饱则生暖，加餐所以助酸化燃烧，即所以生温也。

苏生曰：重裘被体，亦能生温乎？

师曰：寒凉外侵，夺人表温。加衣御寒，所以防制体温之散越，非绨袍自能生温也。

苏生曰：吾曾于清晨步游公园，每睹习拳之徒，少长咸集，或尚形意，气凝神缓，或从矫捷，踊跃奔腾。春寒料峭，砭人肌骨，而习拳者无不汗出如沈，则是运动亦足以生温也。

师曰：摩掌则手热，劳步则足热。运动生热，属于机械性也。譬如御车，发动马力，则汽缸生温。木炭汽油，为生热之资源；运动发挥，为生热之机转。是故操剑练拳，形态之静躁，虽或不同，而全体之运动以生温则一也。

苏生曰：不动不食，资源绝，机转息，体温其当锐落矣。但未必然者，其故何耶？

师曰：腹有余粮，不食何害？体阴未竭，有恃何恐？甘地绝食，未尝毙命；达摩面壁，未尝体冰。虫之蛰土，蛇之冬眠，而生机不灭者，有蓄故也。是以吾人不食，仅中断其外来之资源而已，而在内之储蓄未匮也。苟能安静寂寞，节省消费，犹可苟延月余。然人为生物，形体虽可静止，而心之不绝搏动，肺之不绝呼吸，血液循环，淋巴还流，昼夜无片刻止息。夫有动必有耗，无粮之师，其能久乎？饮食为体温之资源，不食而体温暂不灭者，有所蓄为之代偿也。及乎所蓄既罄，虽形体不动，亦无以为继矣。是以辟谷者，理当牺牲其所蓄，为欲维持其生理所需要之体温，不得不先行消耗其皮下脂肪，次及筋肉，终及脏腑。及乎灯尽油竭，生命之火，亦随之而灭矣。

苏生曰：然。饱能生暖，动则生阳，古语不我欺也。虽然，神经为体温调节之主宰，以何例明之？

师曰：人体一切机能，皆主宰于神经。精神有所感触，每每影响于体温。《遵生八笺》曰：人心思水则体寒，思火则体热，惧则肉颤，愧则面赤，恐怖则战栗自失，忿怒则气盛烦热。丈夫暴惊，怵惕汗出；小儿暴惊，瘛疭发热。是知七情之刺激，已足引起体温之紊乱，足证神经主宰体温调节之非诬，不必目睹机械试验，而后置信也。夫发热者，体温上升之谓也。吾人生理上生温不足，则必进相当之饮食以补之，不然则提供其所蓄以偿之；生温过多，必有相当之放温以节之，此平人也。至于病理上之发热，错综极矣，一言以蔽之曰：有所激而使之然也。

苏生曰：然。邪之有激于司温中枢，则反射而为热，不激则不热。是故外感六淫，有发热者，有不发热者。放温之障碍情形各自不同，反射之程度有及有不及也。细菌潜入，分泌毒素，多致发热，亦有未必发热者，以司温中枢，有激有不激也。此皆司温神经因直接（有形之邪刺激生温）间接（无形之邪障碍放温）受激而发热也。至于神经本身之兴奋，七情偏胜之感触，因而发热者，激不在表，又不在里，而在于神经体用之失调也。

师曰：子其了然于激之之义矣。夫邪干发热，非六淫侵于表，即菌毒激于内。六气激于表，故病在放温；菌毒激于内，故病在生温。

苏生曰：一切急性传染病，无不发热，以菌毒激于司温神经故也。

独霍乱不发热，菌质异耶？激性异耶？

师曰：霍乱之作，病发在肠，暴注下迫，倾肠洞泻，体工努力收集全身水分，以欲冲刷肠道而祛邪也。水分被夺，体温低落，菌性急迫不及血液，不激中枢，何暇发热？是以治霍乱以盐水补充水分，强心振奋体温者，急则治标也。

苏生曰：病原体非至一定部位，不即皆病，是故白喉、肺炎、伤寒、淋浊，皆自有其发病之所。霍乱发于肠，菌之性能特殊也。师言霍乱菌性急迫不及刺激中枢，是以无暇发热，何故种植霍乱原菌于表皮及肺脏，竟自死灭，不见发热耶？表皮、肺脏血流之所及，邪入循环，何以无激于神经？

师曰：细菌侵入血液，不定有激于中枢；穷荒盗贼，未必有闻于当朝。邪之潜入，其无害者，无所谓激也。譬如夷狄，入我中土，与俗同化，虽非我民，何厌之有？菌之蕴毒于内，谓之体内毒；泌毒于外，谓之体外毒。病原菌侵入组织，则白血球有捕食细菌之特性，淋巴腺有截留异物之官能。细菌不先战胜组织之抗力，则无从蔓延。譬如强梁，不能摆脱保甲之拘束，民警之兜捕，则无从举事；游离之隐邪（体内毒），不能避闾里之检举，是犹乡土畛域之争耳。若邪而得依附垢秽湿浊（身体组织之老废残物为细菌体内培养基，六淫气候之变迁为细菌体表培养基），如乱臣贼子之得遁迹于盗薮也。邪势既张，分泌毒素（体外毒），如山寇之四出游掠也。邪毒之侵入血分，力能反抗食菌作用时，血液即产生一种特异物质以中和之。所谓特异物质者，防御素之衰削毒力，调理素之协助噬菌等是也。困兽犹斗，邪毒为生存而战，亦必产生抗体以相搏。此种抗体，即所谓细菌之袭击素也。邪正相搏，中枢受激，寒战发热，所以激生抗毒体也。夫感冒发热，为体温反射作用；细菌发热，为神经刺激之故。霍乱入血不发热，以血中特异质为之中和，不得传于中枢也（打防疫针亦有发热者）。

苏生曰：渊乎哉！微师言，无以明或热或否之理也。学理愈深，启迪愈艰。请设喻以明之，举例以彰之。

师曰：发热者，司温中枢有所激而然也。六淫之外侵，菌毒之内伏，有激于神经，则反射而为热。激在局部，而正气力能中和之、消灭之，则不及中枢，故虽有激而无热。是故寒闭毛窍，其热也暴；湿犯腠理，其困也渐；盛夏汗出，虽暑无热。所以然者，六淫障碍放温之程度，各自不同也。至于有机之邪，潜伏体内，随其个性之不同，流注其适性之地，涸迹于其所培养之基，以待机而发难。佛有因缘之说。所谓气候不适于人，而适于细菌之蕃殖者，因也；人身抵抗力不足，予邪以潜入之机者，缘也。体工不能杜患于未然者，因也；邪之得以客舍于所胜之地，吸浊以自存者，缘也。疾病之确立，无非因缘之凑合；发热之病理，不外刺激所形成。夫有形之邪，细菌原虫也。其寄生人身而不病者，不名为邪也。有毒而病人者，谓之病菌。病菌之种类甚多，在原虫有根足虫、滴虫、扁虫、线虫、节足虫等，在细菌则有球菌、杆菌、螺旋菌、丝状菌等，皆以形态为别也。病菌各具有其特有之性质，各示其特有之病理变化，以见症之不同，而有伤寒、肺炎、淋浊、结核、疟、痢、霍乱等菌，皆因病证而为别也。病菌之发现，年有公布。一言以蔽之，病菌而已。吾人生也有涯，知也无涯，提纲挈领，观邪势之所趋，消息其盛衰，立法处方，不必细审其为何细菌、何原虫，但了然于其病灶之所在，就体工反常之处，以为调治南针，亦已工矣。夫病菌以因缘之凑合，而得以发难于人体，以其分泌之毒素，刺激司温中枢而为热。如彼强寇，逞凶险要，州县告急，劲旅毕集。邪正交搏，血液内奔，表皮贫血，故为形寒，神经紧张，故为头疼，肌肉废料壅遏，故为酸楚，所谓前驱期也。

苏生曰：传染病之前驱发热，其热也，于人为益耶？于病为利耶？其必大有意义在也。吾人为抗病，是否需要发热，发热是否可能疗疾，何者为必要之发热，何者为不必要之发热？发热之热型既不相同，热退之情形又甚悬绝，其故安在？愿卒教之。

师曰：人之有脑神经，如国之有首府枢密，政令之所由出，五院六部，各有所司。发热者，司温中枢有激使然也，如警闻于朝，国之有动员令也。发热之有益与否，应视其动机而定，如号令之颁布，有当有不当也。夫外感风寒，障碍放温，体工为排除此项障碍，而起反射发热，如流寇徼乱，三关传警，命师靖边，以固吾圉，师出有名也。菌毒发难，传檄中枢，邪势蔓延，反射发热，如敌寇内犯，祸在萧墙，诏告勤王，勠力平乱，元首之事也。动机有当，则发热也，于人为有益。

苏生曰：寒郁腠理，发热以汗之，机出于自动，自然疗能也。伤寒毒素，侵入血分，刺激中枢而发热，属于被动，益于何有？

师曰：伤寒发热，是动员血液以抗病也。夫顽邪入血，非白血球所能取胜时，则产生一种特异物质以中和之。然此种特异物质，非咄嗟间所克大量产生者也，有如仓猝应战，军火工业，未能立时增加也。发热者，敦促此种特异物质之加紧生产也，短兵相接，虚实渐明。体工因菌性之不同，从而产生不同之抗体，所谓溶菌素也、卵泡溶解素也、凝集素也、沉降素也、抗毒素也，皆是也（抗体在一定时间不即消逝，所以防御再来之邪也）。有一种抗原，即有一种抗体。遭受不同之菌毒，即存不同之抗体。以是义故，染病一次，即得免疫之保障，必待其抗体消失，然后有再染之虞。吾人因抗病而需要发热，生理自然也。若能不发热而产生抗体，则更合乎理想矣。

苏生曰：发热者，体温反常也。反常者，违乎自然也。古谓热病无不伤阴，言营养物质消耗过甚也。又云热甚生风。生风者，神经症状也。神经症状者，在心为谵妄，在肝为痉挛。所谓心肝者，假名词也。西医亦谓传染病死者之心肝肾，混浊肿胀脂变，赤血球及血色素减少，云是发热所致，则又何取乎反常之热？

师曰：子所述者，高热久热之患也。国有大敌，病及庶民，管制灯火，配给食粮，反常之政也，岂人情所乐哉？苟有利于邦国，忍小痛其何伤？抗病发热者，亦犹是也。是故发热之动机而有当，则益人而疗疾，所谓必要之发热也。然反常之高热，蛋白质为之消耗，抗毒素为之消失，神经为之不安，痛苦为之增加。是热也，非唯无益，而又害之。夫号令靖乱，声张挞伐，师出有名也。将军好胜，穷征民财，粮秣盈途，舟车壅遏，武臣用奇，期门受战，兵多无用，自相践踏，是天假强胡也。人身因受激而发热，欲以振奋细胞，滑利血行，所以促进抗体之产生，而收敉平寇乱之功也。体工因抗邪而发热，同时必放热以调节其高温，是乃有制之师。

苏生曰：精要哉！积年之惑，于今悉解。吾闻之，国不患贫，患民力之不足；兵不在多，在调度之有方。兵者凶事也，不得已而用之。《孙子兵法》曰："未战而庙算胜者得算多也，未战而庙算不胜者得算少也。多算胜少算，胜负见矣。"此运筹帷幄、决胜千里也。夫神经为庙算决策之所在，指挥抗战之枢纽。神经不因发热而紊乱，调节机能存在也。苟放温障碍，生温激增，热亢不和，自当消息盈虚，矫之使正，此乃医工之事也。

师曰：神经因邪激发热，视其邪性之各别，毒素之不同，而各异其热型。其消散之情形不一者，亦以邪类悬绝，因之体工抗邪情形，各不相同也。

苏生曰：亦有毒蕴神经而不热，有如梅毒者；亦有注射无毒净水反起壮热者，则又何故邪？

师曰：毒侵神经，而不及司温部分，则不致发热。神经如首府，五院六部，各有所事，立法、行政不相犯，教育、军事不相问，所司各殊也。夫大脑为思想之源，小脑乃均衡所寄，延髓有生命中枢，脊髓亦反射主站，此脑髓之用也；肺之呼吸，心之运血，肝之泌胆，肾之酿溺，四者无稍休息，外周神经之用也。所谓司温中枢者，仅占中枢神经之一部而已。激在何部，则何部为病。梅毒入脑而不发热，不犯司温中枢故也。未有梅毒之处，初染之者亦发高热与急性传染无异。至于清水，未必无害，注入人体，而激发高热者，冷暖异性，稀浓异质，向素未习，激而为热也，况间或有"热生素"在其中乎？唯小扰即止，则不久而热自平矣。譬如巨人降于大陆，庶民奔走骇汗，以为妖孽，环戈伺之。及其共饮食、同游乐，或见机而退，则亦无间然矣。

进行期篇第五

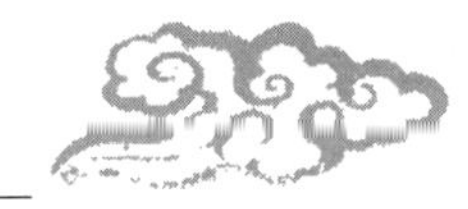

苏生聆师门说教，欢喜赞叹而白夫子曰：小子无学，真理不明，从师门得闻一贯之道，并知吾师追求真理之经过，解惑祛障，而得闻希有之说。世人囿于小得，不求精进，抱残守阙，障孰甚焉！今小子于伤寒之定义、病名之类别、六气细菌之关系、三因鼎立之学说，了然于中矣。关于潜伏期所论，伏气与感冒、诱因与主因，及前驱期所论体温之生理、发热之病理，皆精且详矣。虽然，病之进行与极期，以及病之退行与预后，愚昧犹未尽晓，愿毕闻焉。

师曰：潜伏期者，或感困顿，而病状不著也。外感六淫，有感即病，无所谓潜伏期也。前驱期者，病毒发轫作难，激起正气之抵抗，而症状乃显也。进行期者，正邪进行争斗之谓也。伤寒一周，邪势步步进迫，体温列级上升，头痛纳呆，口燥便闭，溺赤舌腻，脉数，此进行期也。我人而能治疗得法，则邪势之涣散，固不必阅极期而后退行也。吾人观察邪行之趋势，以施早期疗法，此医之权衡也。

苏生曰：书云“在经之邪，可汗而已；邪已入腑，可下而已”，此早期治疗之说也。夫外感无形之邪，障碍放温机能，在表之气不和，故可汗而已；内蕴湿浊，培养有机之邪，滞郁于里，故可下而已。邪附于滞，滞下而邪亦去，此曲突徙薪之谓也。然六淫之邪，有汗而不解；内蕴之滞，有下而不愈者，是何故欤？

师曰：寒束肌腠，可汗而解也。风之刺激，湿之濡润，大汗淋漓，其邪不解，汗之不得其道也。邪附于滞，可下而愈也。邪既入于组织，不复以滞下而杀其势，则虽下而不愈也。伤寒之邪，壅于肠壁，组织臃肿特甚，倾肠洞泻，徒伤其正，不仅刺激病灶已也。夫下剂收效于胃肠，迫令滓腐外泄也。邪着未固，或以下剂刺激，而引起充血，意外收噬菌愈病之效；及乎邪之蔓延，如行云流水，到处为家，非复一下可愈矣。

苏生曰：伤寒初期可下，邪附于滞也。及其肠有肿疡，则下之不解，是何故欤？请详释其理。

师曰：伤寒肠壁发炎，侵蚀组织，因剥落而致溃疡，其剧者，驯至出血，驯至洞穿，是肠之实质有病也。下之则徒然刺激病灶而已，非比肠内有积滞，可以收效于下法也。

苏生曰：西医好谈炎症，病名之以炎为目者，不可胜数，如肺有肺炎，胃有胃炎，在肋有肋膜炎，在腹有腹膜炎，皆以病灶实质变化而命名也。习解剖者，固属胸有成竹矣。吾中医耳其名，未详其理，请以中说阐明之。

师曰：所谓炎症者，人体组织对于有害物质所起之反应也。其病变虽多限于一部，而机转则甚为复杂。其初则局部充血而疼痛，所谓红肿热痛，四大主征也。此四大主征，皆足以障碍官能而为病也。

苏生曰：组织何缘而发炎？

师曰：炎症原因，不外刺激而已。刀锯斧钺，倾跌摩擦，器械之刺激也；砒硫硝酸，代谢产物，化学之刺激也；火炎所烫，沸水所泼，温热之刺激也；细菌原虫，吸收分泌，毒素之刺激也。等是者，皆所谓炎症之原因也。

苏生曰：伤寒细菌侵蚀肠壁而发炎，在病理为有益否？

师曰：伤寒之肠，因受激而召集大量血液，以灌注受病组织之周围。白血球游离血管，而集聚于邪所存在之处，以逞其噬菌之能，以从事于挞伐之争，其动机固于病为有益也。

苏生曰：然。伤寒病灶在肠，毒发在营，刺激中枢而发热，中医所谓伏温由里出表也。所谓伏温者，发热性之病菌潜伏于里也。古人亦知伏温异于外感，立黄芩汤以清泄内热，亦无非清肠消炎之意耳。昔人虽未道出所以，是未谙解剖之故。见闻不同，不足怪也。

师曰：伤寒之肠炎，自然之趋势也，疗病之机转也。发炎而限制病灶之蔓延，是善意之发炎也。若寒凉清肠，适以苏邪之所困，则揠苗助长也。

苏生曰：伏温暴发，灼烁内燔，苦以坚肠，寒以清热，偏师逆袭，折其锐气，不亦可乎？

师曰：伤寒病灶充血，体温发热，人体自己进行其疗病作用也。清肠太过，充血者转成郁血（血得温则滑利，得凉则濡缓，遇寒则凝冱，而为栓塞。栓塞者，凝瘀成块，足以堵塞经络也）。充血发炎，虽未必竟能愈病，究含若干之疗病意义。苟令郁血凝瘀，疗病机能消失，细菌从而蔓延。医之为工，能扶正以祛邪也。今乃抑正以纵邪，是阶之为厉也。司命者，将病是务去而益之，其无乃不可乎？

苏生曰：先贤治新寒外感用温散，伏温内发用清泄。所论虽未能吻合科学，要亦经验之谈也。经验者，经治有验也。太炎先生序《伤寒辑义》云："余闻之庄生，荃者所以在鱼，得鱼而忘荃；蹄者所以在兔，得兔而忘蹄。医者以愈病为职，不贵其明于理，而贵其施于事也；不贵其言之有物，而贵其治之有效也。治苟有效，无异于得鱼得兔，安问其荃与蹄为？"夫医学之可贵，不在高深之理论，而在有效之方药。古人治病以经验为重，其初也，得之口传，经试用而有效，遂拟订而成方，寿之简册，传之门徒。苟其无效，其必湮没不彰。是以伤寒麻桂，问津乏人；温病芩连，到处风行。伤寒为患，必有以清泄而起者，否则其传必不广，其行必不久也。师言伤寒不宜过下，又不宜过清，若是则温热之书，可以不读，景岳八阵，可付阙如矣。

师曰：辩乎哉！此世俗之欲举以为问也。医之处方，温凉补泻，汗吐滑涩，并用不悖。真理是从，何厌于清下？时师以清下而收效者，自有其可清可下之理。惜乎但知当然，而不知其所以然也。彼师心自用者，执着成见，有热皆清，无积亦攻，虽曰有中，其失恐多。夫学识经验，相辅为用。学以明理，理明故能应变；验以致用，用熟故能生巧。础润而雨，月晕而风，老农之经验也。决其必雨，而知雨量之多寡；知其必风，而悉风向之来源，此学者之才智也。大木为宎，细木为桷，欂栌侏儒，椳闑店楔，斧斤刀锯，各逞其艺，此匠氏之工也。相度地质，测算载重，绘图于盈尺，稳基于不圮，此技师之能也。治学明理，以备临时之实用，反覆经验，以证所学之不虚，所谓相得益彰也。彼时俗之流，承袭师傅，以经验自炫，不知探索真理，只求应付，不问根源，是故其治有应有不应。其应也，以为独得千古之秘；其不应也，束手技穷，委之天命。此徒有治病之经验，而乏应变之学问也。彼自号伤寒专家者，汗之不愈则下之，下之不愈则清之，清之不愈以为虚也，从而补之。及乎神昏谵语，佥谓邪入心包，芩连牛黄，至宝神犀，杂投而不效者，张口结舌，低徊怅惘，以为天命也。邪自表入里，而卫，而营，而气，而血，而动肝风，而陷心包。所言症状，历历在目，医之所料，未尝不神（指端蠕动，料其生风；多言神烦，料其躁狂），方书所防，不幸皆中（医知预后不良，方书预注，防厥、防脱、防变、防不测等语，所以炫其有先见之明，而卸失治之责也）。知其危殆，而莫能救，如睹宰牛，入诸屠场，悲其步步近死，而莫之能救。此徒有识病之经验，而乏挽救之智力也。

夫荃蹄为猎取鱼兔之工具，鱼兔之获得，初非荃蹄之功，是荃者蹄者之智也。夫急湍之下，空荃无鱼，荆棘蚕丛，逐兔无功，失智之过，非荃蹄之罪也。药物为治病之工具，疾病之痊可，乃药物之力，与医者用药之当，及病体反应之功也。药物之性能，方剂之功效，反应若何，预后若何，此唯经验者知之。区别病之阴阳虚实，何者为生理，何者为病理，何药为有当，何药为合理，药之何以有效，何以无效，探索真理，以求其是，此有赖于学问也。经验由实习而来，虽可生巧，未能应变，原理未明也。若能明理，互相印证，则尽善尽美矣。太炎先生有慨世人之轻视中医也，是以有荃蹄之说，而引证之曰：今有剧病者，中外国工所不疗，而铃医不识文字者能起之，人亦不能薄铃医也，而况过于是者哉？良以中医学说，虽未臻精当，然经验丰富，自有足多者。《伤寒》《金匮》《千金》《局方》，皆经验之荟萃，国医精神之所寄也。人必有自薄之道，而后人轻视之。苟能探索真理，发挥而光大之，不必囿于鱼兔之得也。弦外之音，盖扬长隐短之意耳。世人不察辞意，以为中医有经验，登峰造极，以为蔑以加矣，欣然以远胜铃医为自足，夜郎自大，不求精进，此医门之不肖也。夫岁月不居，学说日新，西医之进，中医之退也，彼之日进，我之日退也。求学如逆水行舟，不进则退，不进是惧，而况以退为得乎？

苏生曰：是诚金科玉律之言也，其将铭诸座右，永矢弗谖矣。夫温凉汗下，治病之荃蹄也。治得其当，皆足以生死人而肉白骨也。时师治伤寒，用清下而收效者，自有其可清可下之理。理之所在，师未曾阐明之，恐未能解时俗之惑也。

师曰：八法并用，唯症是适；可清可下，唯理是从。知其要者，施得其宜，故射必有中；不知其要，以药试病，以病就法，虽或有中，其失必多。吾子曩昔亦曾偏用清下矣，亦知伤寒可清可下之理乎？

苏生曰：向者承袭时方，施治伤寒，视麻桂为蛇蝎，以温热（《温热经纬》）为圭臬。习见以清下而愈者，亦习见用清下而不愈者，于是正治不愈则从治，从治不应则求其属以衰之，以为尽聪明之能事矣。其终无效者，以疲药塞责而坐待其变。漫漫长途，未能中道而截之，则待其至终点而施以博浪之一椎。是故犀羚牛黄，药囊中瑰宝也，挽回信誉之最后一击也。一击而中，秦皇捐世，天下定矣。大邪既却，病家俯首颂德，五体投地，医家意气激昂，以为殊功，披创痛，扶折骨，昂然而高奏凯歌，此其时也。小子亦曾以此而自鸣为不可一世者也，而今贱之矣。夫变乱内作，不能弭之于未然，自当乘之于未济。因循蹉跎，赍粮助敌，坐令强寇蔓延，而欲逞之于背城借一，不亦偾乎？病之可以无谵妄，而不免于谵妄者，医纵之也，医成之也，将愧怍之不遑，安在其为荣耶？以小子所得经验，伤寒可清可下，而忌在妄清妄下，愿将管蠡窥测之见，就正于吾师焉。

夫伤寒所以用清者，以其有热也；所以用下者，以其有滞也。所谓表热者，体温官能之热也；里热者，实质变化之热也。表热灼手，得以他觉而知之；里热燔灼，得因证候而判然。热而无汗，知放温障碍也，汗而散之；热而有汗，知生温亢也，凉而和之；口渴引饮，知胃热消水；烦躁谵狂，知脑热生风；口疳目赤，知热之上壅；便闭溺黄，知热之下郁。清表者，和其亢盛之体温；清里者，清其实质之里热。见热用清，所谓正治也；益水之源，以制阳光，所谓从治也；引火归元，导龙入海，所谓求其属以衰之也。此清法之大要也。所谓下滞者，下有形之滞也。有形之滞，痰涎湿浊，积食凝瘀，一切秽腐废料，足以郁蒸而为发热之资者，皆有形之滞也。留滞为患，故当下之。然下之之法不同。通导大便，排泄糟粕，此狭义之下也；坚者削之，结者散之，客者除之，留者行之，此广义之下也。所以消散有形之积滞，排除无用之废料，勿令为燃烧之资也。伤寒肠壁臃肿，苟无糟粕以助桀为虐，则当避免刺激，而忌峻下，乃指狭义之下也，非有禁于广义之下也。是以豆卷、豆豉宣发酵腐，青蒿、佩兰化湿辟浊，橘半蒌杏之化痰，枳朴楂曲之消积，皆曲突徙薪之用，而恒收退热之效者，间接疗法也。龙胆酒军，下清窍之热，所以低降血压之高；大戟甘遂，逐胸胁之饮，可以消除肋膜之炎；紫雪牛黄，洗涤包络，清醒知觉神经也；芩柏栀翘，清泄内热，消散肠壁炎肿也。清下并用，消实质之炎热，直接疗法也。排除体工废料，去其凭借，邪势孤矣；清泄病灶之炎热，消杀菌毒，则邪势衰矣。此小子用清下之臆见，有应有不应，不知其所以然也。

师曰：吾子所言，似是而非也。躯壳之表，有灼热可按，而谓之表热；躯壳之里，有灼热之处，而谓之里热。此不足为凭也。夫热为一种症象，表热之因，不尽在表；里热之因，未必内生。以病象言，直捷名之曰发热可也，奚必有表里之分？夫体温亢进，肌肤未必灼手。彼亢热四十度，而尺肤不温，阴极格阳，肌表忽然回热，油竭火熄，灯焰突明，灿烂夕阳，转瞬黄昏，此他觉之不足为凭也。口渴引饮，水分缺少之故，有因潴水太多而津不上升者，皆非热也。神经疲劳太过，则虚烦谵妄，岂必脑热生风？口疳有因局部不洁，细菌寄生，有因下元不摄，虚火上腾，非有热也。目赤为角膜充血，以有激而然也。彼尘埃入目，红赤流泪，岂上有热哉？阴凝之体，大便不畅，小溲久蓄，其溲必黄，亦非热郁于下。此症状之不足为凭也。治病必求其本，执着症状，以为想当然耳，此淆惑之渐也。夫人有常温，超越常温，便曰发热。发热之来，有所激而然也。在表之激，大都由于放温之障碍；在里之激，大都由于生温之亢进。否了依据他觉之温感，逻辑直觉之症状，而定其表里清下之法，是不足为凭也。不知其所以然，宜乎有应有不应也。伤寒之下，下有形之积滞，除无用之废料，子既隅反矣。伤寒之用清，非限于局部实质之炎热，乃抑减体工之抗力。

苏生曰：师言伤寒肠炎，善意之炎也，发热需要之热也。既曰善意，又曰需要，安用清为？

师曰：人有常温，寒暑无变，生理所需要者，名曰平温（平人体温，常在三十七度间，高低不过半度而已）；邪之所干，正气抗之，病理所需要者，名曰抗温（伤寒抗温最佳卅八九度间）；抗邪太烈，矫枉过正，生理所难堪，病理所不需者，名曰亢温（伤寒四十度以上，持久不降，自觉难堪者，即为亢温）。平温者，基温也；抗温者，善温也；亢温者，害温也。伤寒之用清，中和亢热而维持抗温也。

极期篇第六

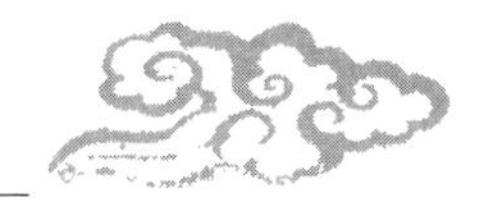

苏生曰：伤寒进行期中，热度列级上升，头痛、烦躁、口渴、溺赤。至于极期，壮热昏迷，谵妄无度，舌形龟裂，脉如釜沸，是亢温也，是热盛也。亢热何由而成耶？

师曰：伤寒为有机之邪，侵袭肠道，分泌毒素，刺激体温而为病也。当其邪气未盛，立足未稳，苟能祛其诱因，锄其附丽，及其未阵而战之，弭患于潜伏，溃邪于前驱，则不待进行而邪势孤矣。有机之邪，自内蒸发，固非一汗可愈。刺激之因不去，体温愈激愈高。高温非生理所能堪，清灵之府，难禁烈焰燔灼。发热原为抗邪而起，骄师无制，每多自陷于瞀乱。是故生温亢盛，放温亦同时激增，放散之温，相当于激生之温，此体工有调节作用，所以消散太过之亢温，而维持需要之抗温也。

唯是体温调节作用，每因初期失表，诱因不解（汗垢壅塞，六气困束），而致放温障碍者；有因凉表太过，肌腠不宣，而致放温失畅者；亦有大汗伤津，过下伤气，致使放温无力者。放温之不足，即无以调节其高热。生之不已，放之不及，势必造成亢温。于是神经为之混乱，心脏为之衰弱，抗毒素为之消失，赤血球为之崩坏，利病害正，故伤寒之邪，得以鸱张蔓延，进入极期。此皆因早期失治，或治之不得其当也，医者宜有以调之矣。

夫伤寒进行期者，正邪交搏，胜负未分，相持之局也。彼庙算多者，指挥若定，发必有中，用必有当，无实实无虚虚，不必延至极期也。病而不幸至于极期，大邪嚣张，气焰逼人，苟师败而不馁，犹可背城借一，多难兴邦，哀师必胜也。倘或主帅慌乱，军无斗心，纵使仓廪充实，野有俊贤，其溃败可决也。吾人中枢神经为指挥抗乱之枢纽、庙算之所在，所以驱使抗力，以沉着应战也。因邪激而生温愈多，则放温机能亦因之愈旺，汗腺所不及放散者，喘息迫促以收代偿之功，所以增加温热之放散也。伤寒当表失表，或表之不得其当，放温机能不能调节亢热，则司温中枢受激而致变态，恒多片面激进。高温持续不降，此伤寒极期，每每陷于稽留热也。

苏生曰：伤寒初期，祛六淫（包括风寒燥湿一切足以障碍放温刺激生温者）以宣发腠理，所谓开鬼门也；化内滞（包括痰涎、湿浊、凝瘀、食滞一切废料秽腐足以容邪之资者）以清涤肠胃，所谓去陈莝也。节食静卧，但饮流汁，所谓坚壁清野也；协助放温，抑制高热，所谓“亢则害、承乃制”也。宣表为开达伏邪之基，化滞为肃清内奸之谋。慎用清凉，恐自馁其气也；戒之频下，恐刺激其肠也。苟体力而强，未经失治，以自力抗战，热壮则自然喘汗，体温之调节未尝失职也，此自有其可愈之道。苟体弱而邪重，又复失治，调节机能未能适得其平，则有赖于医工之调治，是借重药力以抗邪也。病而至于极期，邪势鸱张，譬犹近畿告急，国家危急之秋，存亡之所系也。壮热神昏，谵妄无度，舌形龟裂，脉如釜沸，是亢温也，是热盛也。初期用清，恐抑低其抗力也。今抗邪至于亢矣，亢且至于害矣，其可以清矣。热亢则物质消耗，资源涸竭，急下存阴，其可以攻矣。小子亦曾以清下而收效矣。有是证，当用是法，未知吾师以为然否？

师曰：以高热而用清，以排滞而用下，似是而非也。伤寒极期，抗力岂皆有余哉？子知其一，而不知其二也。夫伤寒至于极期，病势严重极矣，好转恶转，所以决胜败于旦夕也。当斯时也，正邪各为其生存而作殊死之战。壮热无汗，或汗出不畅，是生温多而放温障碍也，麻桂所必用，清表则汗愈少而热愈壮矣。神昏有由于中枢疲劳太甚，抗力之不振，宜有以振奋之，附片所必用，清而下之，抑低其抗力，愈虚其虚矣。谵妄无度，神经虚性兴奋也，宜镇静之，龙磁所必用，无可清下也。血液上冲于脑，神经紧张，血逆有升无降，则镇静中佐以苦降，如酒连之属。清上太过，则郁血不得下行；清中太过，则败气伤中，自戕胃运；下之太激，则刺激溃腐之肠，而有洞穿之虑。夫气为血帅，气升则血升。伤寒始终有汗，长令濡湿，所以导令气机向外也。血行循环，盈此者绌彼。血流趋势向表，则上无血逆之患，脑部何致充血？下少壅郁之瘀，肠部何致洞穿？医之工者，知病之所趋，先安未受邪之地，防患未然也。彼舌如龟裂，每多津不上升，脉如釜沸，显见心劳力绌，将温壮之不遑，岂可以亢温为热象，而用清下哉？是伤寒极期，壮热神昏，谵语无度，舌形龟裂，脉如釜沸，不定热盛也。其邪气已却，抗力太过者，虽有可清可下之症，而无必清必下之理。吾子情感偏重于证候，而忽略于病理，是以其治有应有不应，咎在于不知其所以然也。

苏生曰：微乎哉！此至真要大论也。先贤亦曾有阐明之者矣。《经》曰："体若燔炭，汗出而散。"设壮热无汗，宜于发散也。神昏气怯，声低息短，舒氏亦曾主用温矣。实则谵语，虚则郑声，古人亦有辨之者矣。脉数无力为虚，从知苔燥舌裂为格阳。昔人以经验为依归，从证候之异同，而别其虚实，知其然不知其所以然，如人入暗，凭虚扪物，各赖其私人之直觉，即有所喻，不能使人共喻，可以意会，而不可以言宣，故有差之毫厘，失之千里之戒。今我师专以阐发真理是尚，己之所喻，能令人共喻，如人有目，见种种色，如饮上池水，洞见症结者，夫子有焉。夫伤寒之发热，动机在抗邪，合符病理所需要者，宜始终维持之。吾师发明亢温与抗温之理，以为伤寒宜汗，所以调节放温机能也，濈濈勿令止，漐漐勿令辍，使病机趋势向表，以减轻肠道之壅肿，在有利之炎肿情形下，保持器官之健全，勿令组织坏死，而为菌毒所乘，洵钩玄之论也。此小子所得慧眼，未之前闻也。夫血流之趋势，此盈则彼绌，故病机向表，则上部得以保持其清虚，首府不受冲激，得从容指挥其抗战。神经不为充血所窘，何来谵妄瞀乱之变？此《孙子兵法》所谓"怒而挠之，利而诱之"，西医所谓诱导之法也。吾曾见就浴于热汤者，突然晕倒，面色白，冷汗淋漓。侍者习见，不以为怪，取热巾覆额，须臾而苏。盖浸浴过久，热汤刺激肌肤，表皮充血，而脑部贫血，神经失其涵濡，故猝倒也，西医所谓急性脑贫血也。小子根据往复诱导之义，曾引用大小续命汤，施治急性脑充血，应手而愈。此无他，诱导血液向表，则上壅顿解也。独于伤寒，斤斤以清下为事，不知利导之法，微吾师阐之，将终其身而不知变也。然小子不敏，犹有余惑焉。师所言持续发汗，无非为消散亢温计耳，使血液趋势向表，不外减轻在内之压迫而已。若病者发热而不亢，自汗而有节，则汗法无所施，麻桂无用武之地矣。将听其自愈乎？抑将反乎自然，以吹毛求疵乎？此惑之一也。西医对于高热稽留时酌用匹拉密洞、盐酸奎宁、安士必灵等退热剂以透其汗，每日用多次，每次用少量，使病者在长期经过中减少高热之痛苦，此亦限制亢温之义也。然而其效平凡者，其故安在？此惑之二也。中医有张聋者，以治伤寒名于时者也。审察其处方，一味豆豉相始终，无汗用淡，有汗用炒。闻其议论，亦谓伤寒宜令持续畅汗。虽张氏不能以科学解释其原理，经验之所在，固未可一笔抹杀也。夫伤寒热性传染病也，江南之人，体质薄弱，腠理不固，与其大量使用麻桂有化热助火之嫌，曷若用小剂豆豉，比较轻灵松透多矣，而不为吾师所取，此惑之三也。汗资生于液，液者，吾人营养之液体也。伤寒病期遥远，非可短期速愈也。持续出汗，濈濈不休，人身津液，原非取之无穷，用之不尽也。涓涓不息，可竭江河。古人有久汗亡液、大汗亡阳之戒，盖液竭则风动，亡阳即虚脱。西医治伤寒，注重灌输营养，葡萄糖、维他命，皆补充消耗之药饵也。放散亢温，在病固为有利，在正未尝无害。法良而有流弊者，特恐不足以传，此惑之四也。

汗为心液。夺血者无汗，夺汗者无血。持续出汗，血中水分蒸发太多，血浆浓缩，营卫以筹码不足，心脏不得不加紧工作，以资挹注。然物质不敷支配，牵萝补茅屋，捉襟露肘，终难自掩其窘。盖肌表少血，则汗腺萎缩；经络少血，则痉挛瘛疭；脑部少血，则丧失神志；心脏少血，则脉搏见代。西医曰：汗多能使心脏衰弱，血少每令循环障碍。是故治伤寒者，强心之外，见其浆液不足，每每以盐水补充，强心所以振奋心力，盐水所以补充心液。此西医治法，自有其高超之处。吾师用强心发汗，而不再增液，其智者一失欤？此惑之五也。愿吾师垂教焉。

师曰：人之患病，具有自然疗能。伤寒发热而不亢，自汗而有节，体工应付有方，固可勿药而愈也。吹毛求疵，医岂好事者哉？夫疾病者，健康生活之违和也。伤寒病者，邪正相搏，生活状态起异常之变化也。彼鸟兽无知，患病而不死者，有自然疗能也。人为万物之灵，岂鸟兽之不如哉？吾人自脱离母体，以至老死，无时不受外界之支配，所以仍能维持其健康生活者，以其有调节机能也。调节之所不及，于是乎患病。病而亦可以不药自愈者，以其有自然疗能也。肺之有咳，胃之有呕，肠之作泻，司温之发热，类皆含有自疗作用。创口之自然愈合，炎肿之自然消散，疟之自休，痢之自已，等是者，皆自然疗能也。病之可以自愈，十常六七，伤寒亦何独不然？彼时俗之医，习用轻清，幸而得手，已令延期，每见不药可愈之病，一候又一候，必欲令其邪正俱惫而后休，贪天之功，以为己力，皆造孽之徒也。

苏生曰：伤寒发热而不亢，自汗而有节，病者不自知其可以自愈也，而有求于夫子，吾师将告以勿药可愈，抑仍与处方用麻桂乎？

师曰：发热不亢，自汗有节，调节之有方，所谓顺候也。安知其不亢者终不亢，有节者终有节耶？夫热汗之相得，仅局部之顺候耳。全体机能之变化，未必雷同也。心力能久持否，神经无疲劳否，血行若何，代谢产物有停滞否，胃运若何，荣养物质有不足否，皆需医者匡扶之也。上工治未病，察病邪之趋势，而支持其抗力，见机在先，无使内馁，所以缩短其过程，保持其真元也。若患生而投药，亡羊而补牢，如渴而掘井，斫而铸兵，不亦晚乎？此其一也。人之发热，由于温热中枢之兴奋而起，其所以兴奋者，有所激而然也。匹拉密洞、盐酸奎宁、安士必林，虽有解热之功，常伴有不良之副作用，此人所共知，其退热原为消极疗法也。夫伤寒之发热，毒素刺激体工反抗之象也。吾人认为有益也，则无的放矢，何必多此一举？以其亢而无益也，则当思调节亢势之对策，协助放温是也。不此之图，但以退热为事，又何益哉！

苏生曰：西医退热剂，大都有发汗作用。发汗者，放散体温也。

师曰：退热药之发汗，不过一时性耳，经过一定之时间，药力尽而热又升，其发汗作用，既不能令其持续，明知其无益，姑妄试之，其目的仅在减轻病人之痛苦，非合理疗法也。夫退热药之发汗，直接作用于中枢神经，其镇压司温，类乎麻醉，性过即复，无有余蓄。麻桂发汗，出于自然。麻黄收缩血管，开放毛窍；桂枝催促血行，宣达肌腠。麻桂并用，血液趋势向表，经抗力之不断鼓舞，濈然汗出津津，其开表达邪之效，全赖血液运动之功，初非刺激生温之故。良相辅国，不以小警而妄动。剿击格斗，警卫之事也。民有余力，何必劳师动众，以惊首府乎？宣发腠理障碍，则放温自然畅达，何必频频扰其元神，有激中枢耶？《经》云："神静者昌，神躁者亡。"刺激频仍，神经衰惫之由也。神衰则不能自为调节，变乱丛生矣，岂但药效平凡而已哉？此其二也。伤寒病灶在肠，毒素在营，其激在脑，其劳在心。桂枝入营，导麻黄开表以透汗，减轻病灶之压迫，免除首府之刺激，药中主将也，岂豆豉所可同日而语哉？彼张氏徒知宣汗，不知其所以然也。清灵松透，仅宜可以自愈之证，伤寒病非其治也。

苏生曰：斯言也，难以折天下之士也。夫张氏者，淞沪世医也。医不三世，不服其药，而况过于三世哉？小子与张氏未尝谋一面，乃至若子若侄，亦未尝通一语。窃闻之父老曰：张氏擅治伤寒，嘉惠贫民，日数百号，而不计其酬，私心淑之，以为有德。索阅其处方，清平而含有至理，药廉而具有实效，父老交口誉之以为有学。夫葱豉青蒿，藿佩银翘，风行海上，蔚为一派，非张氏一人已也。今吾师以道不同而鄙薄之，其无乃不可乎？夫麻桂发汗，豆豉亦发汗，其取汗同也。麻桂之可愈，豆豉亦得而愈之，轻可去实者多矣。知亢温之宜散，则一切可以为汗者，皆荃蹄也，何厌于豆豉？且夫麻桂性悍而走，有散无守，用之有当，覆杯而效，其不当者，祸危立见。豆豉为黑豆所窨，原为荣养品质，得湿热之气，酝酿而成酵发之质，能松透伏邪，蒸汗外解。江南湿热之乡，以湿热郁蒸之品，宣发湿热郁蒸之气，平稳清灵，祛邪而不伤正，不亦善乎？恽铁樵曰：湘医用麻辛，有用至一钱五分者，习见不鲜，施之苏浙病人，皆妄也。所以然者，土厚固然，水亦不同。湘沅襄河及长江上游，其水均从万山来，夹其阴寒之气。湖北竹山谷城等处，山居之人，多患喉瘿；湖南人非辣椒苦瓜不足以燥脾胃；川医用药，动辄两计，职是故也。吾师川居有年，习用于川人而有验，未必有应于江南也。入国问俗，入家问讳，上堂问礼，临病人问所便，其间体质不同，病型各异。以一贯之法概施之，窃恐师道之难行也。

师曰：医以愈病为职也。所以愈病者，凭有学识也。有德无学，以妄为是，轻则贻误病机，重则戕贼生命，病而失治，于德何有？病者之所淑，天道所不恕也。父老称誉，颂其皮相之惠也。正伤寒绝非豆豉辈所能愈，而沿用之者，以感冒伤滞诸证，误认为伤寒也。夫豆豉肠胃松发剂也，彼藜藿之徒，秽腐不戒，湿滞壅遏，郁蒸发热，所谓肠胃性发热也，佐以藿佩楂曲，滞化而热退矣。流行感冒，雨淋日炙，表气失宣，佐以葱苏荆防，汗出而热亦退矣。世俗所谓伤寒者，广义之伤寒也，包括一切发热病言也。真正之伤寒，邪毒滤袭血分，岂松透宣达所能愈哉？夫麻黄开腠理，桂枝行血分，其意有二：一为调节体温，二为排泄毒素。调节体温，前已言之矣；排毒之义，吾子知之否乎？

苏生曰：伤寒系菌毒为患，其病原体可以放大检视，可以人工培养，其染色之标本，其血清之反应，皆凿凿可据，信而有征也。西医有免疫血清及苗液疗法，中和其毒素也，未闻以发汗为排毒蹊径。苟毒而可以从汗排泄，则其汗液中必混有相当毒素。倘摄取此含毒之液，施以费氏反应，当有凝集作用矣，其汗当有传染可能矣，然而未之前闻也。中医虽有邪束于表，汗而散之之说，此邪乃风寒外客之邪，非细菌内踞之邪。有机菌体，不得从汗滤出，细菌所分泌之毒素，虽有从汗排泄之可能，而未有佐证。排泄之义，实所未明。

师曰：一切代谢产物，都为有毒，平常之所以不中毒者，因有排泄机能也。热病患者，代谢产物旺盛，而排泄机能，每多障碍，害群之马，所当急除，此吾所谓排毒之义也。东医云“万病一毒”者，广义之毒也；吾子所谓“细菌之毒”者，狭义之毒也。发汗以排毒，所以排泄体工因抗邪而产生之老废残物，及血液中未经中和之毒素也。理之所在，即事实之所在，不得否认之也，而况伤寒患者之血液中，可能检得伤寒细菌。伤寒细菌，可能从血管中渗出于体腔，吾子必欲得凝集反应而后信，足征所见之不广也。

夫豆豉松透胃肠，只可减除饮食酵腐之毒，麻、桂促使血液外趋，散温排毒，兼而有之，岂豆豉所可同日而语哉！恽氏曰：湘医重用麻辛，水土不同也，移施于江南之人皆妄也。是说也，吾初亦信之，既而疑之，终且辟之矣。

民国十六年，吾避乱来海上，鉴于水土之不同，习闻体气之攸殊，入国问俗，不敢孟浪悬壶，息影沪上者一年。窃曾徘徊于名医之诊室，留连于药铺之店柜，诚然病不异于三湘，而处方用药，则大不相同也。归而思其所以，疑莫能释。夫伤寒痉疾，其病源一致，其所发症状，中外一辙，何以症同而方药各异，岂真水土之不同欤？于是虚心下气，侍诊于名医朱某之门，凡三阅月，深佩其机巧莫测，料变若神。然病者往往由轻而重、而死，医者逐步料到，而终不能挽其死。由辛凉解表、甘淡驱湿，而至透热转气、清营散血；由宣化湿浊、滋阴清热，而至涤痰开窍、平肝息风，医者逐步做到，而终不能弭其变。于是爽然若失，默然深感名医之所以成名医者，在于料病识变，而不在于劫病救变。呜呼！熟悉疾病之趋势，而不能改变其趋势，虽为名医，又何足多哉！然病者以为膏肓难挽，不咎药之杀人，至死而不悔。医者以识病而自命不凡，父以授子，师以授弟，以一盲引众盲，傲然自得，此其所以为名医也。至于砌词藻于方案，以玄为博；逞谈锋于应对，以妄为是，犹其余事耳。嗟乎！肺腑无语，冤魂莫伸，虽有明眼，何法苏生？余虽有改革之心，然邪说横流，独木难支；举沪滔滔，孰与为友？众醉独醒，孰与为俦？欲同流合污，牺牲病家以徇俗，为天良所不许；欲力挽狂澜，发挥真理以警世，又为时论所不容。积重难返，不禁感慨系之矣。于是以治川人之法，稍稍变通以问世，又未尽应手。乃闭户潜修，研究探讨，恍然知东西异治者，非但水土之不同，实亦体质之有殊。遂不顾一切，奋然悬壶，一秉真理，不屈不挠，以为人诊疗，往往应手而愈。

盖江南之人，滨海而处，地卑湿重，气升阳浮，发育早熟，智识早开。用脑多者，脑神经先衰；劳肾（此肾乃指外肾也）多者，内分泌先竭；神经衰弱者，不耐高热，易罹谵妄；真精亏者，虚阳不潜，易于上逆。时人习闻靡靡之音，习尝靡靡之药，至死不悔，举世同风，因时制宜，吾于是有新方之制。

麻、桂为伤寒之主要药，所以散温排毒也。无汗麻黄后入，有汗麻黄蜜炙，自汗桂、芍并用，汗多知、膏可兼。其目的不在发一时之汗，而在保持其体温之调节。神经中枢为指挥抗战之首府。神衰者附子以壮之；其为虚性兴奋也，龙、磁以潜之；心脏为血液运输之枢纽，其疲劳而有衰惫之象者，枣、附以强之；肠部为病灶之所在，邪毒之渊薮，其郁血充盈，组织臃肿特甚，超过病理之所需者，葛根解肌，促令血液外趋；其寒凉太过，肠道凝瘀郁结者，姜、附以温煦其气，腹、郁以宣和其壅；肾气有支持抗战之潜力，精泄而溲频者，用菟丝、破故纸；其龙雷无制，虚气奔豚者，用《局方》黑锡丹；江南湿重，脾运多困，茅、术、半夏，宣发中阳，助麻、桂以收达表之效；形虚气怯，神萎力疲，独任附子振奋细胞、活跃抗力，以奏捍邪之功。此皆苦心揣摩而得也。入国问俗，故有新方之制，夫岂楚材晋用者哉？彼西北之人，腠理致密，麻、桂发汗，动辄五钱。川中名医，如沈绍九、陆景庭辈，其所用之法，岂有麻、桂、龙、磁同用者乎？彼少见多怪，以其异己而恶之，抑何不思之甚耶？许叔微曰：形有寒邪，虽婴孩亦可服金液；脏有热毒，虽羸老亦可服大黄。麻、桂用之有当，足使血液外趋，开邪机渗透之道，何尝有化热助火之嫌？豆豉松发，可制胃肠酵腐，不能制伤寒菌毒，于病又复何取？此其三也。

苏生曰：辛凉解表，甘淡驱湿，透热转气，清营泄结，皆有清名医叶桂天士之法也。《温热经纬》一书，详博明晰，为世医所习用，能于唐宋金元诸家外，别树一帜，以继轨仲景，亦专门之学已。学之得以风行一时，沛然而莫之能御者，盖必有其真焉。有清之时，名医辈出，叶、薛、王、吴，皆天才超绝之士也，于仲景《伤寒》外，力辟榛芜，独开蹊径，其辨证之详晰，处方之精当，经纬条辨，概博淹贯，径窥轩岐之壶奥，羽翼长沙之功臣也。彼时医流于纤巧，亦有病轻体弱，不得有从权者。吾师一概非之，糠秕经旨，诬蔑前贤，得无为方家齿冷耶？作者谓之圣，述者谓之明，长沙《伤寒》，注者百余家，充其量，明而已矣。叶氏创温热之说，吴、王从而发挥之，于是治温热之法益备，叶、王亦人杰哉。经文不可不从，先贤不可不尊。叛经违道，医所勿取；孤芳傲世，道莫能容。而又独行其是，据理力争，法峻词严，徒见其召谤而已，愿夫子三思之。

师曰：人事演进，学说日新，术无中西，真理是尚。鲁迅曰：上古无路，践踏丛莽而成大道，前人辟之，后人因之。吾人当开辟新路，不当因人而热。吾国医学，自祝由按导，以至针灸汤液，自经验口传，以至著书立说，自措手无法，以至有法可循，此皆前人辛苦艰难开辟之大道，实即前人追求真理之路也。学问无止境，吾人不当止于既得，宜勇猛精进，追前人所未到，求前人所未知，以竟前人未竟之功。苟前人之是也，将遵从之不遑，安敢糟粕经旨，诬蔑先贤？苟前人之非是也，如芝兰当户，有不得不锄者矣。夫仲景《伤寒论》者，证候疗法也；叶、吴温热病者，亦证候疗法也。有错综之证候，乃有错综之疗法。前人观察疾病之趋势，不外阴阳、虚实、寒热、表里八种类别，于是根据此种观念，发挥似是而非之学说。向者海禁未开，行远自迩，驾轻就熟，不得不借重旧有之学说。今欧风东渐，真理日显，医学非复吾国有者矣。仲景、叶、吴之创造精神，未尝不令人钦佩；前贤归纳症状于八大类，亦为临床诊断之一助。至于其所持学说，未能尽善，有待于后人之修正。学说之演进不已，往往昨是而今非，后生可畏，安知来者之不如今耶？

恽铁樵曰：“吾侪治学，苟从《叶天士医案》或《温病条辨》《温热经纬》入手，或从陈修园、喻嘉言入手，无论取何途径，入之既深，即如驴子旋磨、冻蝇钻纸，竭毕生之力，穷年兀兀，至于皓首，终不能出其范围。”盖师古不化，执着成见之咎也。苟能融会中西，探索真理，不通则已，通则豁然开朗，如登泰山之顶而望日出，气象万千，彼金元诸家，直足底浮云耳。

吾初来海上，访道一年，以为揣摩有得，出而问世，不见用于时俗，同道又从而诽谤之，跋前后，动辄得咎。然真理终有自伸之日，亦在于人为耳。

苏生曰：自古磊落奇伟之士，抱不世之才，每见厄于时俗。阳春白雪，曲高和寡；黄钟毁弃，瓦缶雷鸣。此人所不平也。吾师以矫然卓立之姿，力挽靡靡之风，其为人掣肘，想当然耳。奇闻怪事，可得而闻欤？

师曰：行云流水，事过即忘，盖亦恝置之矣。

苏生固请。

师思索有顷曰：吾为子述初次与国医界发生纠纷之事。民十八年，余讲学于国医学院。有学生徐某者，其父任要职于福星面粉公司，其次子病伤寒甚剧，诸医束手。其子因常问道于余，对于余之学说，影响稍深。于是延余往诊，则高热两旬不退，神昏谵妄，前医佥谓热入心包，主用清宫。余心知其非，拟与姜、附、麻、桂一方，服后诸恙依然，晨又为处方如昨。徐氏慌乱之余，又延名医某某等会诊，皆认为热药之误。一医且笔之于方案，谓邪入心包，误投辛燥，法在不救。于是怨尤群集其子。其子惶惶然驱车来访，不遇，又追踪至余亲戚家，窘态毕露，要余同归。余怪之，问曰：“前方服后，厥恙转好否？”徐子曰：“勿也。”余曰：“然则转变否？”曰：“未也。”余曰：“不好不变，药力未及也，何用惊为？”徐子嗫嚅曰：“名医某某等，佥谓服师药已无救矣。”余慨然曰：“若是，吾之咎也。”与子同归，既入门，某医方蹒跚下楼，相遇于楼次，时余方悬壶未久，夙在医会，心识其人，因恭叩之曰：“病者何如？”某医口衔雪茄翘指仰首而言曰：“休矣。”岸然扬长而去，其一股傲慢不逊、老气横秋之态，令人忿满难受。无已，忍气而入病室，其父蹙额相迎，其母悻悻相视。径诊其脉，信如徐子言，无佳象，亦未变也。乃询徐父曰："主翁促余来，将何以为命？"徐父忸怩良久，讷讷曰："无他，豚儿病笃，愿先生竭力焉。"余曰："然则晨方服未？"徐父恧然曰："顷间名医会诊，以为非是，未敢服也。"余曰："然则名医必有奇方能立起沉疴者矣。"徐父愀然曰："名医谓误服辛燥，不可救也。"言下唏嘘不已。余曰："有是哉，病以吾药而剧，吾固不得辞其责。然吾知此病之不即死也。吾使人来侍病者五日，向所服药，过五日，其药性当已消矣。其不及五日而亡者，药之过也。吾诊所有招牌二，任汝三子撤下而毁之，主翁其鸣之报端，为庸医杀人之戒。苟过五日而不死者，非吾之罪也，任令更医调治，吾不复诊矣。"徐父长揖而谢曰："吾辈固深信夫子者，医家有割股之心，先生既知其不死，幸始终拯救之。"余曰："诺。虽然，有义务必有权利。"徐父欣然曰："设吾子而生也，凭夫子之言，酬报不敢吝也。"

余莞尔而哂曰："味菊岂贪酬报者哉！"徐父愕然曰："然则夫子将何以教我，如夫子言，勿敢靳也。"

余曰："取顷间毁我者之方案，交余收存，病愈后，即以此方刊布报端，言毁人者所不能治，而卒为被毁者所起，昭告天下之为父母者，俾知名医之言颇不可尽信，固不必明言为味菊所起也。所谓权利者，如此而已。"

徐父欢然曰："谨如命。"其戚某，振臂而起曰："他日病者起，而报章不为之宣发者，余愿负全责。"于是出纸笔，促余处方。余曰："无更只字，连服两帖，不分昼夜进之，明早不需延请，余自来诊视。"遂长揖而归。次晨余径往破扉而入，朗声曰："味菊来矣，昨宵病人不测未？"徐父自楼左趋跄而下，怡然而谢曰："豚儿服夫子药，汗出热减，神静而得安寐矣，夫子真神人也。"复出纸笔，请处方。余曰："无更只字，再服两剂。"次日仍照原方又服两帖，诸恙大愈。因谓徐父曰："向者一纸热药，即被断为杀人。今连服六剂，而热退神清，岂天佑耶？"徐父谢曰："微夫子真知毅力，犬子其坐毙矣，今而后始知名医之所以为名医也。"

其时国医界因力争卫生部排斥中医条例召开联合大会，众情激昂，议论纷纷，一致通过反对宣言。将散会，余若有所感，因起立向主席要求发言，主席许之。因问曰："吾国医在社会上之地位如何？"答曰："国医有数千年之历史，为大多数人所信仰，自有相当之地位。"又问曰："国医缘何而得社会之重视？"主席曰："此无他，国医能起人疾病，保障健康也。"又问曰："有地位之国医，为社会信仰之中心，应有相当学识乎？"答曰："诚然。"曰："然则有地位之名医，一无相当学识，又复信口雌黄，攻讦同道而不负责任，吾侪当若何处置之？"主席慨然答曰："此害群之马也，吾侪当除名惩戒之。"余袖出某医药方，将发言，时某医方高据主席团，会长知事不妙，亟摇铃散会，掖余入内室，长揖而谢曰："今日为中医一致对外之际，请阁下顾全大局，勿以此授人话柄。"徐老相任亦从中调停，设筵于大加利。某某两医，强颜谢曰："事出误会，愿阁下勿介意焉。"余亦一笑置之。自滋事起发生后，医界无复敢明目攻讦余者。或有见问于病家，但张口挢舌，作惊异态，曰："峻哉！一击其可幸愈也，如其不愈，摇首三叹而不语。"此吾服膺真理，战胜邪说之一例也。

苏生曰：快哉！此吾师得意之逸事也。呜呼！事修而谤兴，德高而毁来。古今之所同慨，夫复何言。彼医阀，自恃名高，不可一世，得吾师小惩之，亦足为寒士扬眉矣。今当闻解惑之四。

师曰：大汗亡阳，久汗亡液，不当汗而妄汗之戒也。亡汗亡液，非汗药之过，医士发之不得其道也。夫亡阳者，虚脱之阶也。阳气之散失，或为妄汗，或为妄下，或为妄清。妄者，行之不以其理也。证候之反乎生理者妄也，越乎病理者亦妄也。医之为工，袪妄为事也。发汗之目的，在调节体温、排泄毒素也。亢温为生理所难忍，病理所不需，所谓妄也。凡物得其所需则适意而快然。故大渴得水，如饮琼浆；大寒得火，如亲冬阳，炎夏溽暑，雨过而人气爽适；肌腠壅遏，得汗而卫阳舒畅。农夫耕作，汗出如洗，未尝亡阳者，以其汗之有当而泄之，非妄也。汗腺疲劳已甚，医者犹苛求其汗，如策耕牛于烈日之下，不恤其疲惫，而唯鞭挞从事，其有不力竭而猝倒者乎？大汗不致亡阳，亡阳者，医者妄汗之过也。汗资生于液，液资生于胃。久汗能使汗腺疲劳，其所以疲劳者，粮秣不继之咎也。夫汗多则液亏，水涸则引饮，生理调节机能也。彼浴室侍者，操劳于热气蒸腾之室，汗出未尝中辍，然未闻有亡液者，以其能及时补充其水分也。是故水浆之资源不断，虽昼夜挥霍，亦不亡液。

苏生曰：汗出水涸，则自然引饮，亦有不尽然者。夫湿热交蒸，热未胜湿，则郁闷自汗而不渴。热已旺盛，在经不在胃，则烦躁汗出而不渴；在下不在上，四肢濈然汗出，则燥结而不渴；在血分不在气分，则但欲漱水，昏沉而不渴。不渴者，不欲饮也。水饮中断，而汗出持续，体工为保持其仅有水分计，似不宜再令外泄，若再泄之，则为体力所不胜，是乃妄汗也。吾师主张始终用汗，将以妄为是乎？

师曰：渴者，体工需要水分之呼号也。夹湿不渴者，体中之水浊未净也。脾湿重者，官能障碍，是以虽热不渴，吾人体质上所蕴蓄之水分，约占全体百分之六十四，初非一汗而可尽竭其液者，是故汗出而水液足以维持其需要之成分者，无论在经在腑，皆有汗而不渴。即血瘀凝留，使水分不足，苟渴感健全，未有不渴者。夫漱水不欲咽，知内液之未竭，所谓局部干燥，犹是正气尚存；口干不欲饮，腺液分泌不旺，所谓津不上升，是乃阳用不彰。夫渴之感觉，司命于中枢，知渴不知渴，知觉神经之事也。脑府受病，则渴感知觉麻痹，即使水分挥霍殆尽，亦蠢然不能自觉矣。所谓昏沉不渴者，脑病也，非血病也。在经在腑，夹瘀夹湿，皆想象之词耳，此其四也。

苏生曰：如师言不渴之故，不当以夹湿夹瘀、在经在腑为言，当视体工是否需要水分而定，更当注意其渴觉官能之健全否。知其要者，一言而终。湿热、痰瘀、经腑、气血，皆寻枝摘叶之见也。信然，口渴为体工需要水分之呼号。体工因抗邪而提高温度，同时必激增放温以平衡其亢势，此体温调节机能之健全也。体温之放散工作，皮肤占百分之八十。汗液排泄之量，如超过水准时，体工因需要而知渴，此首府感觉官能之健全也。大脑神经对于渴感作用不起反应时，则渴感消失。是以亡阳家汗出不止，肌表放温愈多，体中温度愈低，故狂汗而不渴。此提纲挈领之论。然则治疗何如？

师曰：汗出于液，津生于气。胃肠为运化水液之枢纽，神经为调节渴感之橐龠。汗多而蕴蓄有余者不渴，气旺而运化健全者能饮。神经舒畅，自然调节有度，热高则放温亢进，少水则口渴引饮，此生理之自然也，又何取乎葡、维之营养？治病必求其本，亡液亡阳，非补充营养所能了事，当溯其源而治之。夫亡液者，营养之液体消失也。其因有三：汗多亡其表液，溲多竭其内液，亢热燃烧消费其脏腑组织之液，此水液之亏耗过多，以致亡液者，一也；胃肠官能障碍，秽湿郁积，口干不欲饮，饮下不能消，胃不为之化，脾不为之运，肾阳不为之上蒸，此官能障碍，水液生产不足，以致亡液者，二也；医者不知补充其消耗，促进其生产，而犹加甚其消耗（时医好用渗利，一方分散其汗液之资源，一方暗令其真阴之下泄），抑抵其生产，恣用寒凉，遂令神经疲劳，阳用衰微，此因药误而致亡液者，三也。亡阳者，体温散失，生机欲绝也。其因亦有三：散温过量，汗出无节，此耗散太多，而致亡阳者，一也。体力困疲，营养不良，饮食不进，生温不足，此因生温官能之薄弱，以致亡阳者，二也。医者不知保守真阳，辛凉解表，遂令汗腺弛缓，腠理松疏；苦寒消导，败脾伤中，遂令绝谷辟饮，釜铛空冷；咸寒攻荡，破气伐肾，遂令门户不守，根本动摇。此因药误而致亡阳者，三也。

大汗亡阳、久汗亡液者，医者未能善为调治之过也。吾治伤寒，调整卫阳，务使汗出有序，健运胃阳，长令营养不断，故鲜有因汗出而致亡阳亡液之变者。

苏生曰：西医灌输葡萄糖，所以增加营养液也。液足者当不渴，然针服葡萄糖后，恒感口舌反燥者何也？

师曰：湿病涎腺障碍，甘能助湿，即能助壅。血液浓缩，亟需水分稀释润泽，老废代谢产物，亟需水分化合分解。医者不投其所需，而一味灌输糖质，犹燥枯渴之人，而与之干粮也。苟其人而确为缺少糖分，需求相应，自可相安；非然者，徒增心脏之困顿而已。大凡物质供给，以平为度，初非多多益善者。譬如水分，人身所不可缺少者也，然过分增多，仍然有害无益。何以故？人体水分，超过生活所需要时，体工即须将此过剩之水分排出体外，藉以维持其平衡，于是心脏疲于操纵，肾脏疲于分泌，其害岂浅鲜哉！人身为生命而需要营养，因消耗而需要补充，皆为常理。然补充消耗而达到饱和点时，或所补充之物质并非其人所需要时，当停止其补充。须知一切营养，当谋供求相等。伤寒之需要糖分，有其限度，亦有未必需要者，不可滥施者也。子不闻世有维他命过剩而致中毒者乎？

苏生曰：亡阳亡液之义，小子既知之矣，而汗血相应之理，强心增液之辨，犹未能明了。此惑之五也，愿夫子教之。

师曰：汗血同源，渗出于体外者为汗，蕴蓄于体内者为血。汗之与血，名异而源同。

苏生曰：小子以为汗血不同类。夫汗为废料，是以闭汗者，郁而为痤，留酸（汗酸）者注而为痛。血为养液，灌溉于五脏，洒陈乎百骸，是乃生命之源泉，岂汗液所可同日而语哉！

师曰：汗血同源，不可以品质之良恶而强为之分类也。血液诚然具有营养价值，然严格言之，血液中岂无代谢产物、秽毒废料乎？汗者血中之老废成分也，严格言之，汗液中岂无蕴有生气之良好水分乎？彼自汗、盗汗，岂尽为汗酸秽浊哉？汗称汗液，血称血液，同是液也，故曰同类。血液中之老废成分，因郁蒸而渗越于外者，谓之排害之汗（排害之汗其味咸）；若出之不以其道，强迫血中液体妄泻者，谓之害正之汗（害正之汗其味淡）。人所不欲，而强为之，谓之夺。夺者，夺其志也。血液中之养液，因妄汗而被夺，则影响其血之质量，故曰夺汗者无血。无血者，血中养液及水分减少也。血球及色素，固未尝被夺，质浓量少，非真无血也。反之血液被夺（吐血、衄血、崩漏、创伤等外出血，及一切目视不及之内出血），则血之水分养液，以及血球、色素，一同排泄，质量俱少，伤其血之来源，自难鼓舞作汗，故曰夺血者无汗。无汗者，肌表贫血，汗腺萎缩，难于大量蒸发，非真无汗也。此汗血相应之理也。伤寒患者，医与持续出汗，所以调节亢温、排除毒素也。苟能及时补充其消耗之水分，促进其生产之机能，血浆之来源不绝，何有血液浓缩之患？其所以致血液浓缩者，皆失汗（亢热内耗其水分）、妄汗（消耗其水分太多）之过也。

苏生曰：人身以阴阳为体用。体亏则作用不彰，神灭则顽体无灵。凡是器官，皆各有其机能。有动必有耗，无物质补充，即不能尽其使命。吾师治伤寒，首重强心，忽略增液，是何故欤？愿先闻伤寒之所以注意强心之理。

师曰：心脏总揽全体血液，周流往复，循环无端。一方输送营养成分于各组织，内而脏腑，外而肌腠，莫不由其灌溉；一方转运代谢产物于各排泄器，以便排泄，如肺之呼炭、肾之酿溺、皮肤之发汗，皆来自血液。血液之来，心脏搏动之力也。吾人有生以来，心肌运动未尝有片刻偷闲，任重致远，为诸脏之冠。是以血不上脑，则神明不彰；循环而止，则呼吸以绝。《经》云："手得血而能握，足得血而能步，目得血而能视。"机能不克离血而自用，人体不能离血而自存。其重要为何如耶？伤寒患者，邪留于营，正气欲邪之趋势向表，心脏不得不奋其余勇，努力促使血液循环加速，鼓舞汗腺，奋发为汗。一方排泄代谢产物以及蕴郁之毒素；一方减低高热，保持抗体之产生，所以遂其祛邪扶正之使命也。然心力有限，长期奋发，势必难支。伤寒极期，正邪交搏，互争存亡危急之秋也，短兵相接，不胜即败，是以心用衰弱者，豫后不良。此吾治寒，所以注重心脏之故也。

苏生曰：中西强心药之比较如何？

师曰：西药强心，效力准确，而药效不能持久，其为促进性也，譬如鞭挞驷马，而使之前进也。中药枣、附之强心，绝少副作用，而药力之持久，又为西药所不及，其为强壮性也，譬如击鼓行军，而使之气壮也。

苏生曰：千里之马，食不饱则力不足；心脏搏动，血不足则周转不灵。热病无不伤阴（物质因热而消耗），譬如久战，资源无不涸竭。增液者，增加血中浆液也，即所以增加心脏之资源也。强心而不增液，是无异于策疲乏之马而使之奔驰也，庸有幸乎？西医知液少血浓之理，而有盐水之输，则是中法早期增液，正未雨之绸缪也。究之强心为重乎？增液为重乎？

师曰：强心较增液为重。何以故？心脏为调节血液之枢纽，如首府之有交通部也。伤寒极期，心脏所负使命，如战时之交通管制，紧张重要，胜于平时。脉管如铁道，支干网张；血液如货车，新陈俱载。无病之时，心脏假血液输送营养物质于各项组织，又藉血液转运老废残物于排泄器官（肺之呼炭、肾之酿尿、皮肤之发汗），此其常也。洎乎大病之来，正邪相搏，心脏因抗邪而加重其任务，努力敦促血液趋向于表，使汗腺之血液充盈，俾得汗浆不竭，藉收调温排毒之功。凡若此者，皆心脏鼓舞之力也。彼增液者，充其量，不过增加液体也。无论其所增者，为水分、为营养，皆须假道于胃，受化于脾，未尝闻有直接发生作用者也。且育阴增液之品，最难运化，即使中土未衰，而心力不振，未能奋发有为，虽粮秣盈车，其如羸马之踯躅不前何。时医好用滋阴增液之药，坐令阳气日困，心用日衰，而卒至不起，良可叹也。须知人体之真阳不衰，则阴液之来源不绝。夫阴生于阳，气化为津。脾胃为灌注之本，命门为化生之源。若中阳不败，则水少自然思饮；命火不熄，则阴液自为挹注。世未有阴药不经阳化而能自为润泽者也。伤寒极期，强心较重于增液，以增液之可缓，而心阳之不容或衰。此其五也。

总之，伤寒正邪相搏，正胜则邪负，邪去则正安。正盛邪微，病有自愈之理；正盛而处理无方，则邪有稽延之道。医者促令血液趋势向表，开邪机外泻之门，消除病灶（肠壁）之炎肿，舒缓中枢之紧张，所谓诱导疗法也。热而不令其亢，汗而务使有节，保持抗力之产生，调整废料之排泄，此所谓符合病理也。邪蕴血分，故麻、桂和营胜于豆豉；气壮则血活，故枣、附强心优于西药，所谓对证用药也。阳用不彰，阴津不继，则夺血伤液，耗气亡阳，此失治之过也。《经》云："至道在微，变化无穷。消者瞿瞿，孰知其要；闵闵之当，孰者为良。恍惚之数，生于毫厘；毫厘之机，起于度量。千之万之，可以益大；推之大之，其形乃制。”此之谓也。

苏生欢喜赞叹曰：精哉！此伤寒极期机要之论也。知其一,万事毕。所谓一者，真理唯一也。人身因感邪而为病，血气因受邪而瞀乱，机能以邪激而变性，组织以邪侵而变质。祛邪之道，或就其病灶之所在而开逐之，所谓擒贼先擒王也（肺因抗邪而咳则宣其肺，胃因伤食而吐则和其滞）；或远其邪毒之所居而诱导之，所谓投鼠必忌器也（伤寒极期肠壁肿腐，峻下有洞穿之虑；结核咳呛，宣肺有咯血之虞）。夫汗下宣化，方法不同，而祛邪则一也。扶正之法，或直接输送营养，以补充消耗（例如西法之葡萄糖、维他命，中法之增液养阴等），是增补资源也；或敦促细胞之活跃，以创造抗体，是自力更生也。标本缓急，虽各不同，而扶正则一也。明乎邪正消长之理，则生死可决；熟乎气血剥复之机，则盈虚可调。调整机能之妄用，防止组织之变性，此伤寒极期之治法也。至于退行恢复之治则如何，愿卒闻之。

退行期及恢复期篇第七（附阴阳辨）

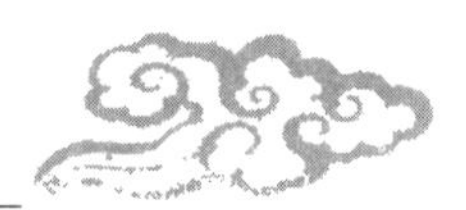

师曰：伤寒退行期者，邪势退却也；恢复期者，正气回复也。正邪不两立，病毒与人体细胞之相争，优者胜，劣者败。邪胜则局部细胞死灭，而病势恶化，驯至于死亡；正胜则病毒败火，而取得治愈之转归。此一切传染病之公例，不仅伤寒为然也。夫伤寒退行期，高热次第涣散，舌垢次第蜕化，伴发症状次第消灭，肠壁腐痂次第剥脱。及至恢复期中，身热悉退，肠壁溃疡痊愈，食欲大振，虚乃渐复。其所以克奏平乱祛邪之功者，阳气之力也。夫邪正消长之机，一以阳气盛衰为转归。善护真阳者，即善治伤寒，此要诀也。

苏生曰：异哉！夫子重阳之论也。夫阴阳为敌体，阳非阴不立，神无血不丽，无形依附于有形，机能不能离物质而独存也。且夫伤寒为热病，热病最耗阴液。先贤有训，温病虑虚其阴。是故邪初在表，即有益津酿汗之法；邪既入腑，即有增液濡肠之方。桑菊饮，滋而散也；白虎汤，滋而清也。五汁沃太阴之渴，一冬濡阳明之槁。上焦之生脉散，下焦之玉女煎，何一非保护津液之道？良以津液为支持久热之资源，涵濡脏器之环宝，存得一分津液，即耐得一分亢热。伤寒之成败，阴津之盈绌，实左右之。丹波亦柔曰："治感证大法，总以始终照管胃中津液为第一奥旨，故曰'真虚者难治'。"谚云："伤寒偏死下虚人。"良有以也。西医之葡萄糖、维他命，一切输送荣养液体，似皆滋阴存津之法也。吾师以为治伤寒要诀，在于回护阳气，是何故欤？

师曰：惑哉！吾子深中滋阴学说之毒也。夫一切机能，皆属阳气，损在形质，始曰阴虚。伤寒高热，诚然消耗物质，然机能健全，必有自救之道。是故水分阙乏，即燥渴引饮；营养不继，则脂肪代偿。伤寒为急性传染病，绝食数旬，而不即毙者，人各有蓄也。但得阳用彰明，调节有方，则病有自疗之趋势。故生温兴奋，则放温亦同时激进。一脏失职，则代偿起为救济。是以感冒风寒，卫气困束，壅遏而上越者为鼻衄，此代偿作用也，故曰“衄乃解”。肠壁郁血，组织壅肿过甚者，血自下，此救济作用也，故曰“下者愈”。医者不过顺其自然之趋势，调整阳用，以缩短其疾病之过程而已。彼叶、吴倡立清滋诸方，皆气阳抗力有余，而物质消耗过甚，为一时挹注之计也。譬如战争，军火生产之量，不足以抵偿消耗，而格斗方炽，不胜且败，则举外债以济眉急，亦权宜之计也。然物资必经技术整理而后可以运用，所谓阴为体，阳为用，物质未经阳化，不能自为滋泽也。尤拙吾曰：阳明津涸，舌干口燥，不足虞也。若并亡其阳，则殆矣。良工治病，不患津之伤，而患阳之亡。所以然者，阳能生阴也。是故阴津之盈绌，阳气实左右之。人贵自强不息，应以己力求生存之道。若依赖于外来之补充，是舍本逐末也，而况一切营养药物，未有不经阳气运化，而能自为荣养者也。仲景曰：“有阴无阳者死，从阴出阳者生。”亦重阳之说也。吾子斤斤于滋阴之说，盖不知神化之机矣。

苏生曰：信如夫子言，热病不患伤阴，阳和则阴液自生；伤寒虑虚其阳，气馁则菌毒蔓延。夫正邪相搏，表里混淆，毒素之排泄，有赖机能之健全，抗体之产生，在乎气阳之温煦，此仅为伤寒说法也。至于资生之道，阴阳互根，独阴不长，独阳不生，阴常不足，阳常有余，似未可偏重阳用也。

师曰：轻阳重阴，世俗浅见之论也。《经》云：“阳气者，若天与日，失其所，则折寿而不彰。”盖重阳之论也。自河间、丹溪出，而真阳之义晦。夫人之有生，贵有阳也。幼年稚阳未充，壮年真阳始固。及其向衰，阳日消而阴愈盛，则去生亦愈远。《经》云，“年四十而阴气自半也，起居衰矣”，言气阳已消磨过半也；“年五十体重，耳目不聪明矣”，言阴气盛而阳用益衰也；“年六十阴痿，气大衰，九窍不利，下虚上实，涕泣俱出矣”，言阳气大衰，而生机日蹙也。人以阳气为生，天以日光为明。宇宙万物，同兹日光；贤愚强弱，同兹气阳。向阳花木，繁荣早春；阴盛阳虚，未秋先衰。《经》曰，“智者察同”，同有真阳也；“愚者察异”，异乎体质也；“愚者不足，智者有余”，有余则耳目聪明，身体轻强，老者复壮，壮者益治。故善养阳者多寿，好戕阳者多夭。阳常不足，阴常有余，此前人所未道也，夫岂凡俗之夫所能知哉？

苏生曰：重阳轻阴，非小子所及知也。夫人为动物，依物质而生存，凡一切具有质量之荣养物质，皆属于阴。人体物质，肇基于细胞。细胞新陈代谢，无片刻或息，旧者去即成亏损，新者来即为补充。凡一举一动，甚至一呼一吸一思想之微，皆足以消耗体质，增加亏损。吾人活动愈甚，则消耗亦愈多。苟日常荣养，未能及时补充，则积亏而成损矣。赵氏《医贯》云：“人身真阴，止供三十年受用。”大凡损及物质，都曰阴虚。补充不敌消耗，即为衰弱之基。吾人仆仆终日，万事劳其形，百忧感其心，有动必有耗，是以阴虚恒多。丹溪曰：“阴常不足，阳常有余。”固非妄论也。《经》曰：“阴精所奉，其人寿；阳精所降，其人夭。”先圣亦未尝偏重阳也，夫子因而反之，其必有所本矣，愿得而闻焉。

师曰：重阳之说，由来久矣。吾人有此生者，以有阳也。所谓阳者，动力是也。阳动虽无形质可凭，然脏器之能活动，物质之能变化，此皆阳之力也。气有往复，用有迟速，表里内外，升降清浊，是阳之动也。人体物质，肇基于细胞，而细胞之所以能活跃为用者，赖有阳也。使细胞而失其生气，立即形成死肌，如坏疽之不能为用也。一切生物，失其阳气，即成死体。夫阴生于阳，阳用不衰，则阴气自然滋生，决无三十年而阴竭阳败者。《医贯》之言，不可信也。吾人仆仆终日，万事劳其形，百忧感其心，有动必有耗，所耗者阳也。物质易补，元阳难复，故曰“阴常有余，阳常不足”，非臆谈也。《经》云：“阴精所奉，其人寿。”阴精之所以力能为奉者，阳之用也。阳精所降其人夭者，阳衰而阴精不能上奉为寿也。故曰“阳气者，若天与日，失其所则折寿而不彰”。夫阳主生，阴主杀，纯阳为仙，纯阴为鬼。人具阴阳，适乎其中，得阳者生，失阳者死。扁鹊曰："人之真元，乃一身主宰，真气壮则人强，虚则人病，脱则人死，保命之法，灼艾第一，丹药第二，附子第三。"道家以蠲尽阴翳，练就纯阳，方得转凡入圣，霞举飞升，故曰："阳精若壮千年寿，阴气如强必毙伤。"又云："阴风未消终是死，阳精若在必长生。"故医家当以保护阳气为本。人至晚年阳气衰，故手足不暖，下元虚惫，动作艰难。盖人有一息气在则不死，气者阳所生也，故阳气尽必死。张介宾著《类经》曰："阳之为义大矣。夫阴以阳为主，所关于造化之源，而为性命之本者，唯斯而已。夫阳化气，阴成形，是形本属阴，而遍体之温者，阳气也；一息之存者，阳气也；五官五脏之神明不测者，阳气也。及其既死，则身冷如冰，灵觉尽灭，形固存，而气则去，此以阳脱在前，而阴留在后。"此形体阴阳之辨，非阴多于阳乎？至于寒热之辨，"热为阳，寒为阴。春夏之暖为阳，秋冬之寒为阴。当长夏之暑，大地如炉，其时也，草木昆虫，咸若煎炙。然愈热则愈繁，不热则不盛。及乎一夕风霜，即僵枯遍野。是热能生物，而过热者唯病，寒无生意，而过寒则伐尽。然则热无伤，而寒可畏。"此寒热阴阳之辨也，非热贵于寒乎？又曰："水火为阴阳之象征，水火之辨，水为阴，火为阳，造化之权，全在水火。"观乎春夏之水，土得之而能生能长者，有此天之一阳也；秋冬之水，土得之而不生不长，且冻且死，乃无此一阳也。可见水之所以生，水之所以行，孰非阳气所主？此水中有阳，非水即为阴，故生化之权皆有阳气。"阳气者，若天与日。天之大宝，只此一丸红日；人之大宝，只此一息真阳。"孰谓阳常有余，可不加意回护之耶？

凡此诸例，皆为重阳之论。虽引证或有未尽吻合科学之处，然阳用之可贵，固昭然若揭也。而世人罕有知之者，良可叹已。《经》云："阳化气，阴成形。"化气为阳动之力，形体实阴质之基。先天之阴，男子二八，女子二七，一切组织，大都完成，即此先天机构，以产生荣养。所谓后天之阴也，举凡人体之津液精血，皆气化所生也。所谓阳归气，气归精，阳能生阴也。夫后天之阴，皆从阳生；完成之体，不能再生。

重阳之说，千古一例，岂偶然哉？

苏生曰：此古昔重阳之论也。阳气固然可贵，然阴阳互根，阳无阴不立，阳能生阴，阴气未尝不能生阳。《经》云："精化气，气化神。"此阴能生阳之说也。男女构精，万物化生，此阴精为生身之本也。吾人形质，一部亏缺，即影响阳用。是以阉者去其势，则优柔懦怯；甲状腺不全，则忧郁痴呆。火之能燃，以有薪也；阳之能用，以有阴也；人之所贵，赖有形耳。《经》云："两神相搏，合而成形，常先身生，是谓精。"此天一之水也，成形之本也。夫成形在先，阳用在后，人为生物，以有形生有形，是阴体为重也，吾人御膳服食，皆是有形物质。西人云："物质能决定吾人之形态与康健。"肉食蔬食，刚柔不同；食米食麦，体气攸殊。机能之为用，常受物质所支配，则是阴质足以左右阳用也。黄坤载曰："火中之水，是曰阳根。"是以阴为生之本，精为生之源也。

师曰：子侈谈重阴之说，实未明阴阳造化之理。夫阴为物质，阳为势力。一切生机，攸赖在阳；一切生物，无阳即死。《经》云："阳生阴长。"言无阳则不生，无阴则不长也。阳机固然不能离去物质而自存，然物质能行动变化而为生者，阳之用也。所谓"精化气，气化神"者，言阴精有培养气阳之功也。无阳则无化，其所以能化者，亦阳之用也。《经》云："阳归气，气归精。"言阳能生阴也。男女构精，万物化生，所谓精者，有生机之精也。夫生殖器所排泄之物，稠者为精，稀者为液；具生机而能蛇行活动者为精，温煦滑润而能涵养精虫者是为液。活物生自活物，人之达到生殖目的者，阳精之力也。是以年老房事不衰而无子者，有精液而无精虫。人体之原始细胞，无非精虫与卵子。精虫为生身之本，卵子为助长之基。阴体无阳则不生，于意云何？鸡卵之孵雏，有配偶者，其卵自化；独阴无阳者，虽孵不雏。是知人之有生，以有阳也。阳以阴为体，阴以阳为用；阴为死质，阳乃神灵；阳为生之本，阴实死之基；重阳者生，重阴者死，不可不知也。

苏生曰：孤阳不生，独阴不长，阴阳平均，不可偏重。而夫子侧重阳用，有失圣人中庸之道。岂阴不宜盛，阳不患多乎？

夫子曰：然。信如吾子言，阴不宜盛，阳不患多。

苏生曰：圣人说教，致中和，天地位焉。中庸之为德，使万物各得其平，所以维持其平衡状态也。是以阴胜则阳病，阳胜则阴病。凡物不得其平则鸣，是以热极则寒，寒极则热。不恒其德，则所胜来复，无翼其胜，无赞其复，是谓至治。夫阴阳互根，水火既济，其要不外平衡而已，岂有阴不宜盛、阳不嫌多者乎？

师曰：阴阳为体用相对之名词。任何生物，都为细胞原素所组成。物质以适用为标准，太过不及，皆足以为病。书云："不患多而患不均。"故阴以平为度。作用能力，多多益善，以潜蓄为贵。若倚势妄作，亦祸患之阶也，故阳以秘为善。《经》云："阴平阳秘，是曰平人。"盖阴不可盛，以平为度；阳不患多，其要在秘。诚千古不磨之论也。夫人身赋形完成，阴体不得而蔓生也。天生二目，不得而三也；人具五脏，不得而六也。阳气之可贵，贵在健运而无形。《经》云："无形无患。"此之谓也。

苏生曰：阴为体，阳为用，有两种看法。赋形成体，以适度为平，诚然不贵其多也。体增不已，宇宙将为人海，无此理也。是故形盛脉细为逆，体丰气怯为夭，阴体固不贵其盛也。然阴之为义，非仅指形体躯壳言也，一切营养之液体、固体，皆为阴也。阳动无已，阴精之耗亦无已。精血津液以及一切内外分泌之液，皆奉生之资源，固多多益善也。书云："得阴者寿，脱阴者死。精足者神全，血足者神旺。五脏有泻法，独肾无满时。"言阴精之不嫌多也。至于阳不患多之说，指能力而言也。夫水火为阴阳之象征，气有余便是火，燥万物者，莫乎火，是故机能太过，每令物质消损。气热者血流搏疾，火旺者津液涸竭。阳胜则阴病，夫岂不患多哉？

师曰：一切精血津液，涵濡营养，其目的无非供阳用耳。适用为平，过则无益，而又害之，是故血多者患充血病，液壅者患留饮病。生殖之精，及时产生，并非长期蓄积。一切分泌腺体，有不及，即有太过，有营养阙乏，即有营养过剩。是以甲状腺亢进，则为怵惕心悸，减退则为黏液水肿。脂肪过多，则为肥胖病。维他命过剩，乃有维他命中毒症。故阴以足用为度，不在于多也。火气有余，足以害物，是诚有之，是亢害之火也，非温养之火也。《经》云："壮火食气。"是亢僭之火也，非秘藏之火也。火气潜密，是谓少火，少火生气，所以生万物也，苟能秘藏，固多多益善也。《经》云："阴阳之要，阳密乃固。"言阳密则真阴自固也。景岳曰："实火为患，去之不难，虚火最忌寒凉，若妄用之，无不致死。"矧今人虚火者多，实火者少，岂皆属有余之病，顾可概言为火乎？夫阴精血液，为生命之源泉，非不要也。营养之过剩，皆正气之不能善为利用也。古人有"炼精化气，炼气化神"之说。此阳用昭明，而能令阴精上奉也。是以阳气盛而后物尽其用，正气旺而后体无弃材。苟气阳之不足，则精寒水冷，血凝为瘀，液聚为痰，废料潴积而为湿，向之资以为奉生之源者，转以为生身之累。孰令致之？一气之通塞耳。是故阴以资用，不在乎多；阳以运化，唯恐其虚。《经》云："阴平阳秘，是谓平人。"言阴不贵盛，以平为度；阳不患多，以秘为重。旨哉言也！

苏生曰：然则阴精竟无足轻重欤？

师曰：是又不然也。形为神之舍，无形则阳无所寄，破巢之下，势无完卵，故当善保厥体，以安元神。吾人未病之时，着意营养，所以培其阳也。故平时中阳未衰者，不妨滋阴润泽。及其既病，则当首重阳用。阳衰一分，则病进一分；正旺一分，则邪却一分，此必然之理也。迨大病之后，疮痍满目，又当注意营养，使疲阳复苏。古人有"春夏养阳，秋冬养阴"之说，固未尝废弃阴精也。

苏生曰：大矣哉，阴阳之道也。约之，太极归于无极；析之，两仪四象，演变无穷。阴平阳秘之义，《内经》述之明矣，而后人竟无有发明之者。昔景岳等亦有重阳之论，知扶阳而忽于潜阳，其于阳秘之说，犹未达一间也。至于阴平之论，后人多所未解，于今尤烈。良以血肉形体，众所目睹，瘦削憔悴，即曰阴亏，斤斤然唯营养不足是惧，但知补充物质，而于机能之妄用、阳气之戕贼，多忽焉置之。不知物质未经阳用，每多郁积而成废料者，是不知阴平之意义，而忽于阳用之可贵也。夫阴阳互根，不可须臾离也，无阴则阳无所寄，无阳则阴无所用，其重要之性，固当等量齐观也。而夫子所以发重阳之论者，以今人真阳漓薄，不知保养，徒事戕贼，医者又鲜有匡扶之者，平时英华焕发，而不知内真之怯，及乎伤寒等大病之来，阳不足即不能产生抗体，机能衰弱即不能奋挞伐之师，心阳不足即不能鼓舞运输，而世俗大都忽视阳用，徒知灌送物质，甚者恣用寒凉，以抑低其机能，延误其病机，习俗相沿，滔滔皆是，于是痛心疾首，倡重阳之论，盖挽偏救弊之意也。夫伤寒之为病，正邪各为其生存而相搏，正胜则邪负，邪胜则正却。疾病之进退，视乎抗力之盛衰。抗力之消长，气阳实左右之。《经》云："气虚则虚，气实则实。"言阳气为虚实之枢纽也，故气足则机能旺盛，阳和则抗力滋生。吾师治疗伤寒，首重阳用，如战时政制，偏重于军旅机构也。一切滋阴生津之法，补充物质之图，非不需也，特较次于阳用耳。今小子于伤寒之病历，五惑之疑义，皆了然领悟矣。比者得聆重阳之论，益知清下之非，所谓洞见症结，如饮上池之水也。

师曰：伤寒之病程，虽有所谓潜伏期、进行期、极期、退行期之分，其实泛指通常抗病之各段情形而言也。苟治疗得法，则病在潜伏期者，可以消患于无形，病在进行期者，可以缩短其过程，固不必阅极期而后退行也。吾治伤寒，着眼正邪相搏之趋势，随时予以匡扶之方，此协助自然之法，固非特效疗法也。设使伤寒而有特效药，将如梅毒之于砒剂，不必再有硬疳、起胀、溃疡、结靥、落痂等过程矣。唯其特效药尚未发明，乃有此固定之病型，对证发药，医工不得不求其次焉者，所谓协助自然之疗法尚矣。夫一病有一病之特因，举一病而求一特效之药，已非易得，而况特因之多，指不胜屈，菌因之繁，层出不穷者哉？矧特效之药，应验于白喉者，不能滥施于他证。所谓特效药者，发生特效于一种病原，非能普遍有效也。疾病之来，原因不明者甚多，必欲一一考其特因之所在，一一求其特效之方药，以有限之精力，窥无穷之造化，愚公之志可嘉，庄老之趣未得也。圣人治医，执简御繁，揆度奇恒，道在于一。夫正邪不两立，凡一切有害于正者，无论其为细菌、为原虫、为无形厉气，皆邪也。邪正相搏，吾人审察其进退消长之趋势，而予以匡扶之道，此协助自然之疗法也。苟能应付得当，不必问邪之为细菌、为原虫、为无形厉气也，明乎伤寒抗邪之理，则一切感证，思过半矣。昔贤以阴阳参证生理造化之妙，以之综合病理繁复之机。言杂病，以八纲（阴阳、表里、寒热、虚实）为指南；言伤寒，以六经为纲领（太阳、阳明、少阳、太阴、少阴、厥阴），皆先圣执简御繁之意也。

苏生曰：阴阳之论，三因之说，前曾闻命矣。八纲之意，六经之理，小子犹未明也，愿夫子教之。

师曰：杂病种类繁多，古人以为不出八纲范畴，明八纲，则万病无遁形矣。所谓八纲者，阴阳、表里、寒热、虚实是也。古昔医工，观察各种疾病之征候，就其性能之不同，归纳于八种纲要，执简御繁，以应无穷之变。夫征候者，疾病发展时所显之各种症状也；八纲者，古人管理疾病之一种定律也。在繁复之征候中，欲求一简明之系统，虽未免迹近抽象，然巧匠不废规矩，八纲之概念，实有助于后学之探讨。

所谓阴阳者，盖指病能而言也。阴为物质，阳为机能。形体有缺，名曰阴损；机能不全，是为阳亏。营养不足者，都为阴虚；动作无力者，尽是阳衰。一切废料郁结，弊在阴凝；举凡非常兴奋，咎出阳亢。疾病多端，非机能之失调，即形质之有变。病之分阴阳，所以别体用之盛衰，测气质之变化也。至于寒化为阴，火化为阳，入里为阴，出表为阳，虚者为阴，实者为阳，隐然又执八纲中之大纲矣。

所谓表里者，指疾病之部位而言也。病灶之所在，近表者为表病，附里者为里病；病势之趋向，外越者为邪出于表，内向者为邪入于里；病发于躯壳之外层者为表，深藏于躯壳之内部者为里；病在表为轻，在里为重，出表为顺，入里为逆。病之分表里，所以明内外，定远近，别亲疏，知顺逆也。何以故？人体主要脏腑，蕴藏于里，犹树之有根也；肌腠皮毛，骨肉经络，附丽于人体者，犹枝干叶苗也。邪之中人，在表为微，在里为甚，入腑者重，入脏者危。病由里出表者为顺，由表内陷者为逆。所以然者，部位不同，影响亦异也。

所谓寒热者，指病能之盛衰而言也。人体机能，富有感应，反应之强弱，寒热之征兆也。是故元气亢盛者为热，机能衰微者为寒；充血者为热，贫血者为寒。昔贤谓气有余便是火，气不足便是寒。病之分寒热，所以明气血之多寡，察抗力之盛衰也。

所谓虚实者，指正邪消长之形势而言也。机能有亢盛，有虚弱，物质有缺乏，有过剩，此正气有虚实也。病毒袭人，有良性者，有恶性者，有限制于一部者，有蔓延于遍体者，邪伏有深浅，邪发有迟速，此邪毒之有虚实也。《经》云："邪气盛则实，正气夺则虚。"此邪正相搏，体工失其平衡，而显虚实之证也。病之分虚实，所以明邪正之消长，知体力之亏盈也。夫病变万端，大致不出八纲范围。明八纲，则施治有所遵循，此亦执简御繁之道也。

苏生曰：信哉，夫子之言也。病因可以多端，而病变不出八纲。夫疾病者，健康生活之异常变化也。凡可以刺激正常身体，使其发生变化者，名曰病因；身体（或身体之一部）因抵抗病邪之刺激，而发生反应变化者，名曰病变。病因多端，或为六淫之外袭（一切害正之邪自外来者，凡是空气、日光、气候、土地之不适于人之健康者皆是也），或为七情之内侵（一切情感冲动能扰害体工之平衡者皆是也），或由邪毒之传染（害正者曰邪，伤人者曰毒，一切有机菌虫、无机毒物，能害正伤人者皆是也），或因生理之违逆（饥饱劳逸，烟酒嫖赌，一切错谬之生活习惯逆于正理，非体力之所胜者皆是也），其病变大致不出八纲。何以故？疾病之范围，非机能之不调，即物质之变性，非脏器之损坏，即作用之不彰，则阴阳二字，固执其纲要矣。疾病之侵入不在表则在里，病体之素质非充实即虚羸。抗病之反应，有太过有不及，太过为热，不及为寒。是表里寒热虚实，亦执乎其纲要矣。

夫八纲者，昔贤临床观察所得，以比例方法，归纳综合，而成相对之名词也。凡事皆有正反二面，病之性质，可以阴阳分也；病之所在，可以表里分也；邪正之消长，可以寒热虚实分也。病因多端，而病变不出八纲，信哉言乎！若夫伤寒六经之义，以小子所知，亦相对名词也。夫伤寒六经者，太阳、太阴、少阳、少阴、阳明、厥阴是也。太阳为表，少阴为里；阳明为实，太阴为虚；少阳为半表半里之证，厥阴乃亦寒亦热之病。盖亦相对之说也。

师曰：伤寒六经，乃正气因抗邪而起之六种证候范型也。所谓六经病证，乃人体抗邪之不同表现，固非相对之名词也。前人迷惑于六经相传之说，著作充栋，鲜有是处。苟能明悉正邪消长之理，洞察各种抵抗情形，提纲挈要，以纳于一贯之道，则智珠在握，思过半矣。此乃我平生研究之创获也。

苏生曰：伤寒六经，以抵抗力为解说，曾见于《陆氏今释》，似非吾师独得之秘也。《今释》释伤寒率直详明，可谓近今之善本，后学之津梁，吾师以为何如?

师曰：随文衍义，善则善矣，犹未脱古人窠臼。民国十五年，余来海上，独树一帜，口碑所至，薄负时誉。陆氏过从甚密，时与讨论医学，颇有卓识。虽《今释》释伤寒未有创作发明，然解惑释理，前所稀有，朴实平易，举世同钦，陆氏亦佼佼人杰哉！

仲景《伤寒论》，释者数十家，大都不脱六经藩篱，以陆氏之智，犹未能自拔，自郐以下，无论矣。夫仲景六经名词，系代表人体抗邪所发生之六大类证候。六经所固定之证候，初不能包含一切抗邪情形，是以后人于伤寒六经之外，又有温病三焦之说，巧立名目，淆惑听闻，以百步笑五十步，其愚等耳。夫证候为疾病之表现，初非疾病之本身。六经证候，既不能包含一切抗邪情形，则六经名称可废也。利用六经名词，以代表各个抗邪程序，则六经名称存之亦可也。一切外感，无论其为何种有机之邪，苟其有激，正气未有不起抵抗者。其抵抗之趋势，不外五种阶段，所谓六经证候，亦不出五段范围，于意云何？吾之所谓六经者，乃代表五种抵抗程序耳，太阳为开始抵抗，少阳为抵抗不济，阳明为抵抗太过，太阴、少阴同为抵抗不足，厥阴为最后之抵抗。一切外感，足以激起正气之抵抗者，皆不出此五种阶段。此吾研究之创获，敢谓前所未有也。

苏生曰：善哉！吾师以抗能解释六经，不受囿于前人之陈说，可谓别具只眼矣。窃考六经名词，初见于《内经》，昌明于仲景，其后注疏数十家，以主观不同，故其申述之义亦各殊。

《内经》所谓六经者，指经脉而言也，故《热论》曰："伤寒一日，太阳受之，故头项强痛，腰脊强；二日阳明受之，阳明主肉，其脉挟鼻络于目，故身热目痛而鼻干不得卧也；三日少阳受之，少阳主胆，其脉循胁络于耳，故胸胁痛而耳聋。三阳经络，皆受其病，而未入于脏者，故可汗而已。四日太阴受之，太阴脉布胃中，络于咽，故腹满而嗌干；五日少阴受之，少阴脉贯肾，络于肺，系舌本，故口燥舌干而渴；六日厥阴受之，厥阴脉循阴器，络于肝，故烦满而囊缩。"又曰："七日巨阳病衰，头痛稍愈；八日阳明病衰，身热少愈；九日少阳病衰，耳聋微闻；十日太阴病衰，腹满如故，则思饮食；十一日少阴病衰，渴止不满，舌干而嚏；十二日厥阴气衰，囊纵少腹微下，大气皆去，病日衰已矣。"其大意谓邪有传变之性，病有自愈之理，后人拘泥六经，只求吻合六经经脉所发生之证候，刻舟求剑，去真远矣。

仲景有感于宗族之死于伤寒者甚多，习见伤寒患者，大都具有六大类证候，于是假《内经》六经名词，而处以六大类方剂，其着眼处，在于证候。其论曰："太阳之为病，头项强痛而恶寒；阳明之为病，胃家实是也；少阳之为病，口苦咽干目眩也；太阴之为病，腹满而吐，食不下；少阴之为病，脉微细，但欲寐也；厥阴之为病，消渴，气上冲心，心中热痛，饥而不欲食，食则吐蛔。"有是证，即用是药，直截了当，无有曲解。其所定六经名词，不外代表六种集体证候，与《内经》所称之六经，名同而实不同也。

嗣后医者，又鉴于无穷证候之发现，非依据于脏腑经络之六经名词所能范围，于是推广六经，而为人体形层之分析。故曰："太阳为躯壳最外一层，其主皮毛，阳明主肌肉，少阳主腠理，太阴主肢末，少阴主血脉，厥阴主筋膜。"又曰："太阳主胸中，少阳主膈中，阳明主脘中，太阴主大腹，少阴主小腹，厥阴主少腹。”以六经名词，区分病位之深浅，虽未免迹近抽象，然较诸依附于脏腑经络之说，则稍胜一筹矣。

日人喜多村《伤寒疏义》曰：“伤寒三阴三阳，所以标病位也。凡病之属阳属热属实者，谓之三阳；属阴属寒属虚者，谓之三阴。若细析之，则邪在表而热实者太阳也，邪在半表半里而热实者少阳也，邪入胃而热实者阳明也，邪在表而虚寒者少阴也，邪在半表半里而虚寒者厥阴也，邪入胃而虚寒者太阴也。太阳与少阴为表里，少阳与厥阴为表里，阳明与太阴为表里。是以太阳虚则是少阴，少阴实则是太阳；少阳虚则是厥阴，厥阴实则是少阳；阳明虚则是太阴，太阴实则是阳明。是乃疗病变化之定理，三阴三阳之大略也。”其六经定义，不外以病变八纲为枢纽，较之以病位深浅、病势轻重分六经，又更胜一筹矣。是故六经定义，以主观之不同，见仁见智，各异其趣。吾师阐明六经证候，不出五段范围，提纲执要，开后学方便之门，可谓卓然成一家之言矣。

师曰：古人以六经名词，统驭广义之伤寒，归纳一切感证于六经，方便后学，亦执简御繁之道也。一切流行时病之足以害正者，皆邪也。邪之中人，有感必有应，应之而病者，此块然肉体也。感因不一，而应变之表现，不出五段范围，以五段解释六经，则应用之范围益广，非敢糠秕经文，实欲以彰明真理也。

夫疾病之存在，体工有自然疗能。吾人观察征候之表现，即知病变之趋势；审度反应之强弱，即知豫后之吉凶。所谓五段疗法，不外顺从自然，调整太过与不及，以助长其抗力而愈病也。

《经》云：因其轻而扬之（反应不彰，轻而扬之）；因其重而减之（反应太过，从而减之）；因其衰而彰之（抗力衰弱，表而彰之），此治疗之准绳也。夫治病之要，必先观察体气。人体之反应，不出五种阶段，医者调护体力，使其适符自然疗能，则厥疾可瘥，亦执简御繁之道也。

苏生曰：善乎！治病必先体气，此盖夫子一贯之道也。审察征候，区分五段，消息体气之盛衰，调整自然之趋势，此西医所谓自然疗法也。吾师侧重体质，诚为中医不磨之论。至于执五段以应万病，则小子犹有惑焉。夫执简御繁，原为一般医者共同之希望。吾人诚然需要一种简明之系统，以减少临诊思索之苦，然疾病为一种物体，一病有一病之病原，似非五段六经所能范围也。何以故？一切时感，各有其特殊之病原；疾病之发作，各有其正规之程序。伤寒之为病，以有伤寒菌也；疟疾之为病，以有孢子虫也。伤寒之热型，形如阶梯，渐高渐低；疟疾之热型，形如岗峦，倏升倏降。病型之发现，乃病原直接所造成，无此病原，即无此病型。伤寒有正、副数种者，以细菌型之不同也；疟疾之日发、间日发不一者，以病原虫之种类不同也。有不同之病原，乃有不同之病型。病型所表现之征候，非体力所能左右之。伤寒之洞泻，非脾运之虚也；疟疾之壮热，非抗力之盛也。一种病型之征候，乃一种疾病所主使。《经》云："治病必求其本。"病之为病，以有病原在也。疾病为种子，种瓜得瓜，种豆得豆，初不爽毫末也。病发于人体，去病则体安。病原之追溯，推究分析，不厌其详，得其真则病无遁形，而疗法可求矣，六经为六种集体之征候，执六经以应万病，固未免失之太简；五段为人体抗力之反应，就五段以求疗法，似未必精切合理。治病之目的，在去病也。病原之发现，即真理之所在。学术以日新为贵，体质之论，已为陈说，吾师夙尚新理，奈何揭诸陈旧之学说耶？

师曰：学说无国界，求是而已。扬古誉今，泥新诋旧，其失一也。体质之论，为中医精神之所寄，言之合符真理者，虽旧犹新也。吾子言疾病为一种物体，病型之程序，乃病原所造成，是知其一不知其二也。

夫疾病者，健康生活之违和也。一种物体（具有质量之物体如细菌、原虫等），能刺激正气发而为病者，所谓病原体是也。病原体不能直接发为疾病，必待体工之激荡，而后症状乃显，何以故？病原乃发病之源，症状乃疾病之苗。疾病之发生，不能离人体而独立；症状之显露，乃体工反应之表现。是故疾病非是一种物体，乃物体与身体之共同产物也。

佛家重因缘之说，故有瓜豆之喻，譬如疾病，要亦不外因缘之凑合。盖疾病之来，本体有受病之素因（饮食不节、寒暖不调、伤感疲劳都为召病之素因），邪体得随缘而植入（或缘饮食而入口腹，或缘尘埃而入气道），正邪搏斗之行动，产生疾病之症状。物体为因，人体为缘，疾病为果，有因无缘，不能成果。病原如种子，人体如土壤，土载万物，种瓜得瓜，种豆得豆，瓜豆之获得，不能离土地而自生也。夫人体乃完整之构造，为联合之组织，一受刺激，即生感应，病理之变化，影响生活之平衡，所谓牵一发而动全身者是也。是故病型之形成，非单独病原所造成。一种病型，乃一种机能之反应，病原有定性、有定质，而反应则因人而异，鲜有雷同者也。夫邪体不一，个性各异，其邪体之刺激力量即不相同，故所生之危害程度亦各殊。伤寒之菌，喜居肠壁，肠组织发生变化，为当然病型也。然或为泄泻，或为闭结，或由病愈而致免疫，或因虚羸而致死亡，则因人而异矣。疟之原虫，或周时分裂，或三日成熟，则每日热或间日热，亦为当然病型也。然或发热后体力自如，或发热后困顿不堪，或发而自愈，或发而不已，则亦因人而各异也。吴又可曰："邪之着人，如饮酒然，及其醉也，气高身热，面目俱赤，有醉后妄言妄动，醒后全然不知者，有虽沉醉而神思终不乱者，有醉后应面赤而反刮白者，应萎弱而反刚强者，应壮热而反恶寒战栗者，有易醉易醒者，有难醉难醒者，有发呵欠喷嚏者，有头眩目花及头痛者，有高歌猖狂、不避亲疏者，有涕泪滂沱、悲泣不能自胜者，因其气血虚实之不同，脏腑禀赋之各异，考其情状，各自不同，至于醉酒则一也。"人之受邪，亦复如是。邪体虽同，而后果各异，譬如瓜豆之种植，得瓜得豆，其当然也，瓜味之或酸或甜，豆苗之或枯或荣，则因土壤之瘠沃而各异其果也。又如病原体不幸而植入人体，亦有不即病，或竟无病者，以病原体无蕃殖之机也，譬如燥土不能得瓜，湿壤不能生豆，以承受之本质不同也。

一切时感为病，大都正邪相争之局，邪机万端，本体唯一，菌类虽多，然接受侵害者，终不能舍此块然肉体而他求也。医者审察其反应之强弱，而予匡救之法，以一本摄万殊，此执简御繁之道也。

苏生曰：疾病有两种因缘，致病之物体与受病之身体是也。夫疾病为人体抵抗病体刺激之表现，则是刺激为主也。疾病固然不能离人体而独立，然病原占有发病之主动地位，而身体乃在被动之列。语云：治病必求其本，擒贼必先擒王。故病原疗法，卓然是尚，此各国学者之所公认也。陆象山曰："心，一心也；理，一理也。至当归一，精义无二。"治病而追溯其病原，实为至当合理之法。譬如病梅毒者，无论为下疳、为丘疹，为落发失明，为骨腐鼻穿，其病原，一螺旋菌耳，医者索得其病原，则九一四足矣，不必问其发生于何部也；患链球菌者，无论其为疮疡，为丹毒，为肺炎，为淋病，为肋膜炎，为肠澼下利，是链球菌为患者，一复硫制剂而已（就药理启示，磺醯胺制剂似乎亦有鼓励食菌细胞作用，然其主要效能，仍是针对疾病细菌）。病症多端，病原则一，执病原而予特效疗法，不亦追本穷源之道乎？

师曰：子言未尽是也。病原繁多，本体唯一，病原之发现，随时代而变迁，人体之自然疗能，历万古而不易，何以故？一切病原细菌，其生长蕃殖，每受环境之支配（有种细菌，昔日盛行，今已绝迹；有种病菌，昔时所无，今始发现），而人体之反应本能，则始终保持其固有之水准。一切疾病，若无多种因缘凑合，决不能遂行其发展，其病原体得以植入人体者，盖必有其前因焉。饮食之不节，气候之不调，起居土地、空气日光之变化，皆足为疾病之阶，病菌必先有适宜之环境，然后有孳生之机会。夫邪机环绕于人体，而人体不即病者，以有保护机能也；及其侵入人体，而人体不为所困者，以有自疗机能也。同一刺激，而此病彼不病者，感受性质不同也；同一病源，甲者不治而自愈，乙者虽药而不效，受病之体质不同也。是知疾病之要素，不全在外来病原之刺激，而在于人身阙乏应付之能力。须知一切病邪，及其既入人体，即为人体抗力所支配，病原仅为刺激之诱因，病变之顺逆、预后之吉凶，体力实左右之。此病原繁多，本体唯一之义也。吾人固未可废弃病原而诊断疾病，须知疾病附丽于人体，则是人体为主也，吾人固须了解何种疾病，更须了解何种病人。疾病种类繁多，一病而探出一种病原，一种病原而创制一种特效良药，仅为人类之一种理想。以今之所知，能确定其为病原体者，不过数十种而已，所谓能直接消除病原之药，亦如凤毛麟角，寥寥数种而已。医者治病，不能因病原不明而束手不治也，亦不能以特效药之阙如而屏不处方也。是故病原疗法，不敷应用，则有病变疗法、对症疗法等等，所以尽医工之巧也。医者既知病源之所在，审察体工之趋势，随时匡扶其自然疗能，控制其疾病，缩短其过程，虽不能直接消除病原，然吾人能除去人体因疾病而发生之变化，补充其因病变而缺乏之物质，所谓病变疗法是也。病人诉述病历，必有其主观征候，吾人设法解除病人最感痛苦之征候，使病者安静，俾得间接促进其抗力，所谓对证疗法也。夫疗法者，可以愈病之法也。病原疗法，仅疗法中之一法耳。中医用雄黄、轻粉治梅毒，用使君子、鹧鸪菜治蛔虫，皆病原疗法也。然中医仅用为辅药，每每佐以调护正气之方，此标本兼顾之意也。治病取法，求愈病而已。有病原特效药，更能兼顾体质，则特效药之效力更确；无特效药，而能时时匡扶体力，亦可令正胜邪却，收化逆为顺之功。一种疾病，可兼数种病原；数种专药，每难同时并服。是故病原疗法，虽收覆杯愈病之效，而本体机能实有应变无穷之妙。病原体充斥宇宙，而应有之特效药未能普遍发明。原因疗法，推陈出新，往往昨是而今非，反观人体应付反射之机能，则百年如一日也。故曰，病原疗法仅能适用于狭义之病原，而本体疗法则应用无穷，历万古而不变者也。

苏生曰：善哉！病原多端，本体唯一，疾病与人体，犹阴阳之不可离也。论病识证，以探取病原为贵，故分析不嫌频繁，治病处方，须兼顾本体为是，故归纳在于简要。夫分析与归纳，诊断之二大法门也。非分析不知病原之所在，非归纳无以集诊断之大成。吾人于病人身体中，检出各种疾病之材料（如血液、脓汁、痰水、便溺等），用科学工具检知其病原之种类（如细菌、原虫等），用化学方法考察其物质之变化，此一本变为万殊也。吾人观察种种他觉、自觉之症状，体认人体反应之趋势，扶持抗力，以应付病邪，是万殊归于一本也。然病菌时有变迁，专药常有更动，唯是本体反应之原则，历万古而不易。吾师发明五段简要之说，非欲抹倒一切病原，实欲收相成之功也。小子不敏，愿卒闻其奥。

伤寒五段大纲篇第八

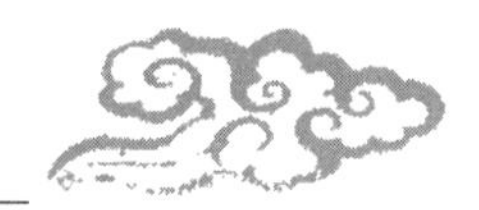

师曰：疾病之来，引起体工之反应，不出五种阶段，于意云何？太阳之为病，正气因受邪激而开始合度之抵抗也；阳明之为病，元气偾张，机能旺盛，而抵抗太过也；少阳之为病，抗能时断时续，邪机屡进屡退，抵抗之力未能长相继也；太阴、少阴之为病，正气懦怯，全体或局部之抵抗不足也；厥阴之为病，正邪相搏，存亡危急之秋，体工最后之反抗也。一切时感，其体工抵抗之情形，不出此五段范围，此吾卅年来独有之心得也。

苏生曰：有生之人，对于一切内外刺激，皆具有感应反动之能。有激则有抗，生理之自然趋势也。抵抗有局部之抵抗，有全面之抵抗。邪机之侵袭，有限局于一部者，有蔓延于全体者。吾师所谓五段抵抗，是局部之抵抗欤，抑全面之抵抗欤？

师曰：以抵抗而言，人体各部器官，乃至皮肤肌肉，皆自有其抵抗机能，如地方州县，皆各自有其警防之力也。脏器为自身安全而产生反动机能，如肺为排痰而咳，肠为行滞而利，此乃各个器官之反抗，另有专集讨论。今之所谓五段抵抗者，乃人体对于一切时感之反动机能也。

苏生曰：时感者，感受时行之邪也。时行之邪，六淫、细菌等均是也。吾师所谓时感伤人，其抗能不出五种阶段，未知所谓时感者，六淫之邪欤，菌毒之邪欤？

师曰：六淫之邪，菌毒之激，其抗能皆不出五段范围。

苏生曰：然则伤寒之五段如何？

师曰：太阳伤寒，体工对于邪毒开始其合度之抵抗也。无形之邪，障碍放温，则生温激进，发为寒热，其发热之动机，欲以酿汗而祛在表之邪也。有形之邪，内激生温，发为寒热，其发热之动机，欲令产生抗体，以消内在之菌毒也。调节司温之机转，勿令太过、不及，解其无形之邪，调其内激之温，此太阳伤寒之疗法也。

苏生曰：人有常温，体温之升腾，非生温之太多，即放温之不足。伤寒之为病，有形之邪为主因，无形之邪为诱因。师言风寒激于表，病在放温，菌毒激于内，病在生温。窃思酿汗放温，仅可解肌表之寒，若风邪外干，身热汗出，则风从外越，放温机能通畅，何故复热？

师曰：寒束腠理，玄府闭塞，放温障碍，汗之则放温通畅，此理易明也。风性鼓荡，刺激腠理，玄府松弛，放温机能亢进，亢进故汗出，汗出温减，将有害于生理，则生温亟起代偿，反射而为热。放温亢进之源不绝，则生温补偿之机不息，故汗自出而热自发也。大凡营卫不调之病，往往因生温放温之奋起调节而自愈，此所谓自然疗能也。是故生温过多，则放温激进，放温过多，则生温递增，此生理能自为调节也，失其调节之力，则为病矣。是故寒邪困束放温，则发热无汗，法当表散，麻黄、桂枝主之；风邪刺激放温，则自汗而热，法当解肌，桂枝、白芍主之。寒束于表，为放温不足，风激于表，为放温太过，无论风寒之邪，经发汗解肌而热不彻者，必有内激也。所以内激而为热者，或肠有宿垢，或菌毒内踞，或身体之一部遭遇炎性之刺激，或代谢之废物引起自身之中毒，皆令发热，非发汗解肌可愈也。太阳伤寒，解表而热不退者，以有菌毒内激也。

苏生曰：太阳伤寒，体温开始变化，表证见于肌表，非西说所谓前驱期乎？

师曰：否。前驱期、进行期等等，不过区别疾病之过程而已；太阳、阳明等等，乃表示人体抗能盛衰之符号。病程有固定之程序，而五段之符号，则随趋势而异，初不受病程时日之拘束。是故病人开始即有合度之抵抗者，太阳伤寒也；开始抵抗而抗力未能及时发挥者，太阳少阳也；开始抵抗而抵抗太过者，太阳阳明也；开始抵抗即见窘迫不足之象者，太阳少阴也；病在厥阴，以最后之反抗，而转归合度之征象者，厥阴逆转太阳也。

吾人有平衡体温之机能，则其开始抵抗之时，似应有合度之调整，不尔必有障因在焉，调和营卫以祛在表之风寒，所以排除放温之障碍也。发汗解肌，虽不能消有形之邪，然诱因既去，体温有调节之机，则芟芜去障，内在之邪势孤矣。

苏生曰：善哉！疾病之发展，恒先具备有利之环境，所谓诱因是也。风寒障于表，则司温扰乱，调节不彰，此利病之环境也。吾师排除伤寒之诱因，即是改善疾病之环境，欲使正伸邪达，抗体得以从容产生也。窃思伤寒为正邪相争之局，凡足以妨害人体自然疗能者，皆可谓障也。吾师举诱因独及风寒，无乃太简乎？

师曰：然。伤寒为有形之邪，主因之刺激不去，即无法解除其热。疾病为正邪格斗之行动，医之任务，协正以祛邪也。太阳伤寒，首重祛除兼夹之邪。独言风寒者，以风寒影响体温之变化为广大也。凡足以妨碍自然疗能者，皆在应排之列，非仅风寒已也。

苏生曰：伤寒兼夹之邪甚多，或为风寒外束，或为湿滞内壅，或夙有痼疾，或新兼疟痢，孰应先治，孰宜后医，孰须兼顾，孰令自愈？书云：治伤寒不难，难在治兼夹之邪。此中机要，可得而闻欤？

师曰：太阳伤寒，首当调整其营卫。营谓生温，卫谓放温，营卫调则风寒之诱因解矣。至于空气潮湿，障碍放温，宜宣达卫阳。或有湿滞内蕴，妨害消化，宜温运脾阳，有食则兼消，有滞则兼导。无此证，勿用此法。苟伤寒而夹新病痼疾者，当权其轻重缓急消息处治之。痼疾之成，由来者渐，苟不妨碍伤寒之自疗机转，可以从缓者也。

如兼病甚于伤寒，则先治兼病，所谓急则治其标也。苟兼病并发之势不甚于伤寒者，稍稍佐治可也。

夫伤寒为亚急性热病，伤寒兼疟则疟型显于伤寒，若病人能忍耐疟型急遽之高热，则伤寒之邪亦衰矣。古人言伤寒转疟为轻，非伤寒果能转疟也，伤寒之邪因疟而自衰也。伤寒病灶在小肠，痢下病灶在大肠，频频下利，窘迫后重，不特分散病人之抗能，抑且牵动伤寒之病灶。伤寒、痢疾，同为有形之邪，二邪并发，是曰重邪。痢性急于伤寒，故当先治其痢，有热仍当调整其放温，心衰仍当鼓舞其阳用，此轻重缓急之势，各有不同也。

太阳篇第九（附药物四性五味之效用）

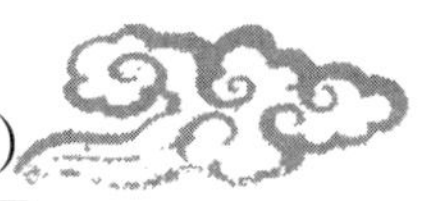

苏生曰：太阳伤寒，人体开始合度之抵抗也。抵抗而曰合度，于意云何？

师曰：邪正不两立，正气为应付邪机之刺激而发生反动，其反动之目的，欲以驱逐邪毒也，欲以中和邪毒，使不为正气之害也，欲以产生抗邪物质也，欲以唤起吾人自卫之力也。苟抵抗之行动，能合符其开始反动之目的，则为合度之抵抗，所谓太阳伤寒是也。若其抵抗之行动，因障碍之阻挠，而未能完成其任务者，所谓太阳少阳是也。至其抵抗之行动，超越正常自卫之目的，于是邪机为之激化，正气为之扰乱，此乃太阳阳明也。故太阳为合度之抵抗，阳明为过度之抵抗，少阳为欲合度而未能及度之抵抗。

观察邪正之消长，以调剂其盈虚，此医工之事也。太阳伤寒，热和不亢，汗出有节，外无障碍，内无壅滞，阴液充沛，阳用彰明，此可以自愈也。医者能维持其合度之抵抗，则病程可以缩短，十治可十愈也。大凡平人暴感伤寒，其开始抵抗情形，大都能自合符节，其不然者，非正气之未能协调，即为时师过用清凉之误。

苏生曰：病有自愈之理，古人已屡言之。《内经·热论》曰："七日太阳病衰，八日阳明病衰，九日少阳病衰。"盖阐明伤寒可以自愈也。师言太阳伤寒未能为合度之抵抗者，非正气之不能协调，即为时师过用清凉之误，小子以为未尽然也。夫表之有邪，或用温散，如苏防之属；或用清透，如葱豉之流；或热以发之，重与麻桂；或凉以和之，轻取银翘。其欲以祛邪达表之意则一也。苟清表而可以达邪，焉用禁为？

师曰：表不驻邪，无邪可达。达邪者，达表之意，非有邪可达也。

风寒无形之邪，刺激体腔，及其着体，即不复存在，其诱起营卫之不调，乃人体本身调节之表现，表何尝有邪，又何尝有风可祛、有寒可逐乎？

苏生曰：无风可祛，无寒可逐，则所谓解表者，所解何物耶？所谓风邪寒邪，为实有耶，为实无有耶？

师曰：风寒为气令之变化，可以刺激人体为病，而不能留驻于人体。风也，寒也，名虽有而实无也。夫空气流动，即成为风；低温气候，即是为寒。风寒不伤人，而人自伤之，何以故？邪之所凑，皆其气之虚。夫风寒鼓荡，人尽受之，而未必人尽有伤也。风寒刺激之力，若其强度非人体所能忍受，而超过吾人调节能力之上者，于是乎为病。其病也，仍是人体寻求调整之道，非实有风寒稽留于表也。彼无病之人，以披襟临风为快、高轩纳凉为适，此营卫和畅，自有其适应调节之力也。伤寒之为病，有形之邪激于里也。里有所激，则表气不和，故易召风寒之侵。太阳伤寒，首重解表。解表者，解除其风寒诱起之反应，调整其本身营卫之不和，非有风可祛、有寒可逐也。太阳伤寒，热和不亢，汗出有节，体工自为合度之抵抗。清而表之，则正伤而表气不和，故举以为禁。

苏生曰：信如夫子言，解表者，解除风寒诱起之反应，非解实有之邪也。昔人所谓邪客于表，汗以散之，一若体表有实物可解者，皆误也。夫解表者，解除表气之困也；表气者，体表之调节机能也。换言之，解表即和表之意，此钩玄之说也。师言太阳伤寒，清表则正伤而表气不和，似有可议之处，何以故？解表者，疏解表气之困也。风寒激于表，表气不和，解以辛温；风热感于表，表亦不和，解以辛凉。但是辛散，即含解表之意，何厌于清凉？

师曰：太阳伤寒，正气开始合度之抵抗也，若无阳明抵抗太过之象，便不当用清，何以故？一切清药，皆为抑制亢奋之用，设非有余，允宜远避者也。是故同是辛散，偏清则抑正而碍表，若非里气之亢者，不当选用辛凉。吾子所谓风热病者，仍是近乎太阳阳明之证，非风中有热也。夫空气之温度，虽在炎暑，亦低于人体，未见热风之伤人也。

所谓风者，外界刺激之统称也。《经》云："风为百病之长，善行而数变。"一切时感无形之邪，皆得名之曰风。

所谓热者，乃人体本身反应有余之表现也，此非体温发热之热，乃内脏或局部器官兴奋之象征也。兴奋太过，即为有热，因感冒而引起兴奋证象者，名曰风热。

表者，脏腑体腔之外，与自然界接触者皆是也，此指皮肤、汗腺等器官而言也。所谓气者，力之表现也，种种神经官能也。肺之作用，名曰肺气；胃之作用，名曰胃气；表气者，概言皮肤等器官之作用也。

人无时不生温，亦无时不放温。生温锐落，则气绝体冰，而生机乃息；放温堵塞，则气满烦乱，闷瞀而绝。皮肤为调节体温之器官，以皮肤覆被全体，面积广大，故体温之放散，皮肤占十之八焉。

夫放温障碍者，表气之困也；放温激进者，表气之亢也。药之可以走表和表者曰辛，药之可以低减机能之亢进者曰凉。辛散所以解除外邪刺激之反应，凉表所以镇静放温机能之亢进也。

苏生曰：解表之法，在于调和营卫。放温障碍，发热无汗，麻黄汤主之；放温亢进，发热自汗，桂枝汤主之。夫桂枝性温，治风伤卫，放温兴奋也。凉药清表，亦治放温兴奋，表气之亢也。同是调整放温之药，何温凉异致若斯耶？岂诱因不相等，遂令同病异治耶？

师曰：桂枝甘温，治表亢而里气怯也；寒凉清表，治表亢而里气盛也。怯者温之，亢者凉之。同是调整放温之兴奋，而温凉异致者，气之盛怯异也，非诱因之不相等也。

夫表之有病，或由外激，或因内激。表无创伤，不入有机之邪。外激者无形之邪也，邪干于表，无论其为风、寒、暑、湿，尽是诱因而已。吾人治病，但当注视体工对于诱因所引起之反应，其不足者扶之，其太过者抑之，其反应不济者彰之。诱因者，病之所由起也；病者，诱因所起之反动也。追溯病之来源，则宜阐明其诱因。临床诊察，尤须注重于征候。征候者，疾病之苗也。苗者，疾病反应之表现于外，可得而诊视者也。吾人审察反常之征候，何者为太过，何者为不及，何者为合度，归纳于五段八纲，而与以适当之疗法，此一贯之道也。

诱因之侵袭人体，如媒妁然，及其既婚，媒妁休矣。凡是诱因所唤起之反应，其机转相同者，则治法亦雷同。

夫表之伤于火也，充血、发炎、起疱、化脓，驯至坏死。若伤于沸水者，其征候亦然。严冬之冻疮，其肌肉组织之变化，充血发炎，起疱化脓，以至坏死，亦犹是也。综其疗法，消炎败毒，防腐生肌，无不同也，初不以水火寒热之异，而变易其治法也。

夫表病之原因，或有诱因之外激，或缘主因之内侵。诱因但治其反应，主因必去其病原。若祛除主因之病原，而无特效之专药，则亦唯有调整其反应而已。

伤寒之为病，主因匿于里，诱因障于表，吾人既无力直接铲除其病原，亦唯有调整其反应，扶持其体力，为合度之抵抗而已。

是故表病而放温闭塞者，无论其为寒困、为湿阻，皆当发表。放温亢进者，无论其为风之激荡、暑之熏蒸，皆宜和表。气怯者，不论表之开阖，皆当辅之以温；气亢者，不论属表属里，皆宜和之以凉。治法以人体反应为主，不必问诱因之异同也。

太阳伤寒，正气开始抵抗也，其先驱之症状，大都见于外表，故前人恒以太阳为表病。

诊治之要，外视表机之开阖，内察正气之盛衰。开之太过，名曰表亢；阖之太过，名曰表闭。亢有轻重，闭有浅深。表闭甚者，发之以峻；表闭浅者，发之以辛。表亢甚者，镇之摄之；表亢微者，缓之和之。气之太过曰亢，有余曰盛，不足曰怯，怯甚曰衰，不盛不怯曰和。气亢者折之以寒，气盛者和之以凉，气怯者壮之以温，气衰者扶之以热，此治表之准绳也。

桂枝甘温，治表亢而里气怯也；凉药清表，治表亢而里气盛也。清表即是清里，里盛始可用清。药之走表者，都名曰辛，辛温辛凉，同是调整放温之兴奋，而温凉异致者，里气之盛衰异也。

夫肇病者激也，受激者体也。激与受激，治疗上不可偏废者也。是故放温障碍，表闭甚而里气不亢者，法主辛温，麻黄汤是也，气怯而甚者加附子，麻附细辛汤是也；表闭而里气盛者，法主辛凉，银翘散是也，气亢而甚者加石膏，大青龙汤是也。苟表闭而里气和者，辛平宣散，葱、豉、荆、防之属皆是也。表闭乃肌表痞塞之义，郁者发之，辛味有宣散之功，佐温佐凉，体气之盛怯异也。

夫然，放温激进，其疗法亦如是。故表亢而里气怯者，法主甘温，桂枝汤是也；表亢而里亦亢者，法主甘寒，白虎汤是也；表亢而里气盛者，法主甘凉，芦豉之类是也；表亢而里气和者，法主甘平，桑菊之类是也。

表亢乃肌表兴奋之义，急者缓之，甘味有缓和之功，必兼微辛，始克走表，佐温佐凉，亦体气之盛怯异也。

苏生曰：善哉！治表之道，外则观察表机之开阖，内则消息正气之盛衰，开表以辛，和表以甘，制亢以凉，扶怯以温，综合分析，可谓要言不烦矣。师言药之可以走表和表者曰辛，药之可以低减机能之亢进者曰凉，然又云清表则伤正而碍表，三复斯言，小子之惑滋甚。

夫伤滞用攻，攻药攻其滞也，滞去则正安，攻药未尝伤正，有故无殒也。凉药清表，清表气之亢也，有病则病当之，又何害于正耶？师又言清表即是清里，里盛方可用清。斯言也小子朝夕诵之，而惑亦不解。夫药物之理，有作用于全体者，有显效于局部者，药之走表者，不走里，辛药走表，凉药清表，与里何有哉？必里盛始可用清，则凉药之运用，何狭之甚也。药有一贯之理，今师之出此言也，无乃模棱乎？

师曰：医有一贯之道，吾言何尝模棱？药之有凉，所以抑制机能之亢进。一切内服之药，莫不假道于胃肠，其于胃肠无特别作用者，消化吸收而纳之于血。血液之运行，内而脏腑，外而肌肉，无微不至，无远弗届。脉管如轨道，血液如列车，列车所以运资材也，循环往复，川流不息也。甲之所需，取之于血；甲之所余，吐诸于血。药效之功，因血运循环而散播各处，此其常也。一切内服之药，其作用在胃肠之外者，皆有赖于血液之运输。是故凉药入胃，必先寒中，将欲清表，必先寒营，凉药所以抑制亢奋，其抑制之效力，可以普遍遐迩也。是则表亢而里气不盛者，又安用清为？见亢即清，岂非诛伐无辜欤？孰谓有故无殒哉，孺子何其鲁也。药物之理，固有作用于全体者，有显效于局部者，寒凉之药，决无飞越入表之理，何以故？寒热温凉，药之四性也，作用于一般细胞组织之药物也，即吾子所谓作用于全体者是也；辛甘酸苦咸，药之五味也，对于一定脏器有选择作用之药物也（所谓五味之药，亦是一种药效上之代名词，并非真正味觉上之差别，而是药效上之差别），即吾子所谓收效于局部者是也。

凡药之作用于全体者，凉则均凉，温则俱温，决无药效独往一处之理。故曰清表即是清里，里盛方可用清，药之出表，必先入里，孺子何其弗思之甚也。

苏生曰： 医之用药，犹用兵也，乱起则平之，何待举国皆匪哉？有热则清之，何待全体皆亢哉？夏日鲸吞冰冷，未见五内俱冰也。师言四性之药，寒则均寒，热则俱热，未免有主观之嫌乎？盖伤于风者，辛凉散之亦愈也，目赤鼻衄者，辛寒清之亦愈也，虽在羸体，未见其清凉之误事，以其病为热也。医之所贵，在疗病也，病却去矣，即理之所在也，夫子疾寒凉如仇，不亦失之于偏乎？

师曰： 医门不幸，邪说横行，黄钟毁弃，瓦缶雷鸣，真理不灭，何吾子之聩聩也。医之所务，在益人也，去病而伤正，何益之有哉？吾子之急功好胜，以为去病即是真理，是不知曲突徙薪，而以焦头烂额为上客也。

原夫疾病者，正常之反也。人有调节机能，所以清除病邪，以归于正常也；医之用药，所以调整其反常也。

寒热温凉乃调整抗能之药。抗力太过者，折之以寒；抗力不足者，壮之以温；抗力旺盛，有偏亢之势者，和之以凉；抗力衰微，而虚怯过甚者，助之以热。寒热温凉，扶抑正气之符号也。寒者凉之极也，温者热之渐也。寒热温凉，四性之偏也，偏性之药，所以矫枉使正也。病之为患，患在偏也。偏者，失其正也，去偏必用偏药。若见阳明偏向有余之证，我岂仇视寒凉哉？机能之亢进，诚然有全体、局部之分，而寒凉之性，乃普遍施及者也，譬如霖雨，生物无不均沾也。

伤风固然可以辛凉愈也，目赤鼻衄固然可以辛寒愈也，愈之者辛散之效，非寒凉之功也。设非气盛有余之人，厥疾虽瘳，而正气已阴蒙其害矣。门人王兆基，素质瘦弱，频患伤风，易于鼻衄，医常谓风热主以辛凉，散之亦愈，又谓阴虚火旺，清之则衄亦止，然伤风、鼻衄发作益频，医药数载，生趣索然，因就诊于余，改予温潜之方，其恙若失，因受业于门下，迄今多年，旧病迄未发，而神气焕然矣。

夫药以疗病，受药者体也。人体犹大地也，大地亢旱，雨露之沾，犹甘霖也。人体之燥，凉药清之，秋风之爽也。人体局部官能之兴奋，如陇亩之遇大旱也，霈然下雨则陇亩之旱虽解，而低畦将成泽国矣。气怯而局部兴奋，恣用寒凉，局部之亢虽平，而里气必更怯矣。

夏渴而饮冰，汗出水涸也，但得水足矣。设非阳明亢盛之体，以饮冷为快意，未有不寒中败胃者。书云：夏日伏阴在内，戒之寒凉，以寒凉之性，伐阳而伤正也。医为仁术，上工不戕正以徇病。是故伤风目赤衄血而体气不足者，不用辛寒，但于对症药中，辅之以温，斯病去而神气焕然矣。《内经》曰："寒者热之，热者寒之，绳墨也。有病热者寒之而热，有病寒者热之而寒。诸寒之而热者取之阴，热之而寒者取之阳，所谓求其属也。"俗医但守绳墨，不知有"求其属"之法，兆基之久治不愈，不亦宜乎。

苏生曰：伤风目赤鼻衄之为外感也，察其内无太过之象，亦无不足之征，热之则烦乱，清之则伤正，将若之何？

师曰：表闭而里和者，主以辛平。平者四性之和也，五味之和曰淡，平淡性味，常人所宜也。

苏生曰：甚矣，药理之不可不讲也。药有四性，所以对人疗偏也；药有五味，所以对症疗病也。四性之正曰平，五味之和曰淡。神农尝百草，以直觉分药物之五味，以他觉定药物之四性。五味之为用，升降表里，汗下攻补，各有所专；四性之应用，不过扶羸抑亢而已。药理之不彰，由来久矣，得吾师阐扬之，如暗室之有明灯也。然疾刚嗜柔，喜凉恶热，人之恒情，自古已然。昔叶天士之治温热，区分营卫气血，邪初在表，法用辛凉，后人宗之，蔚为时方，于是辛凉解表，相习成风，今之时医，有终其身不用麻、桂者，岂尽是有余者哉？

附辨温热病篇第十

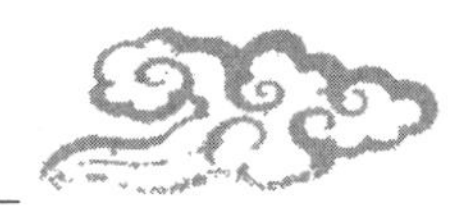

师曰：温热病者，病之偏于热也，即病者反应之偏于亢盛也，非实有温热之邪也。亢盛之反应，即五段中之阳明也。伤寒可以包括温热，而温热仅占伤寒之一格而已。辛凉解表，必表闭而里气盛者，方为合拍。时医恣用辛凉，其表虽解，然伤正者多矣。譬如边疆有警，命师空袭，急炸之下，玉石俱焚，强敌虽歼，而我民伤矣。譬犹伤滞而泻，重与泻下，滞去而泻亦止，然正气大伤，或为中虚，消化不良，或为肠寒，动辄便溏。气不盛而与辛凉解表，亦犹是也。表以辛散而解，正因凉伐而伤，合度之抵抗，因清表而为抵抗不济，再清而为抵抗不足，是以时师治表病，每多淹缠难愈，寒凉伤其正也。

夫太阳伤寒，辛温解表，表解而不伤正；辛凉解表，表解而正气乃伤。若温热之病型，即是阳明抵抗太过，又何厌于清凉哉？

彼天士之好用寒凉，环境使之然也。有清中叶，医者好用人参，习重温补，士大夫以受赐人参为荣，庶人以持赠人参为礼，士多养尊处优，民多安居乐业，浸浸百余年，相习成时风。驯至发散感冒，亦佐以人参，如参苏饮之类，比比皆然。天士出类拔萃，力矫时弊，知感之不宜温补也，创温热之门，以立异于伤寒。其用辛凉，乃为气盛而误补失表之用，所谓时时轻扬法也。彼时之人，气盛者多，疾病之反应，每易趋向太过，故可凉可清者亦多。叶氏力反时尚，独创新法，亦医林之俊杰也。后人不识气盛可清之理，恣用寒凉，去真远矣。

苏生曰：甚矣，环境之足以左右医术也。吾人处天地之间，动焉息焉，饮食起居，喜怒好恶，积之既久，气质多变，气质既变，治法亦易。当叶氏之世，民情喜补，医多失表，疾病之反应，每易趋向太过，天士著述《温热》，取法辛凉，乃适应当时之环境也。

医之用药，所以救弊补偏也。历来方述理论，都是时代之产物，今之以为非者，当其时以为真理也；今之以为不适于用者，当其时固皆应手而效也。

吾人研究医学，当以历史目光，追溯昔贤之环境与其著书立说之动机，勿拘泥其所用之术语，唯推求其真义之所在，则前人之经验，皆我人青囊中物也。叶氏为有朝一代名医，声誉噪大江南北，其所著《外感温热篇》，后人奉为温热之准绳。今之所谓时医者，其处方用药，皆不离叶氏之范围。吾师谓叶法仅宜于体实气盛、反应有余者，恐时师未能心折也。叶氏创作《温热篇》之动机，今已了然于心矣。《温热篇》之著述，其大要如何，疗法如何，何者为可取，何者为不当，愿夫子阐明之。

师曰：叶著《外感温热篇》，其立名之义，乃自别于伏气伤寒也。言外感，所以别伏气也；言温热，所以别伤寒也。

当时之所谓伤寒，所谓温热，都为一种想象之邪。邪者，害正之物也。本无而忽有，名曰受邪。邪病之用温药而愈者，遂名之曰寒邪；邪病之用凉药而愈者，遂名之曰温邪。其因发汗解肌而愈者，曰邪在于表也；其因清泄攻导而已者，曰邪伏于里也。邪机之推测，乃从药效反溯而得之。

当叶氏之世，误补失表者多，其民体气充实，有感则邪从火化。火化者，人体抗力旺盛、反应敏锐也。

大凡气盛者，激之则怒；阳旺者，激之则亢。亢盛之体，投热则躁，与凉即安。

叶氏适应环境，而著述温热之篇，所以别于适用温药之伤寒，非另有温热之邪也。夫伤寒、温病，二而一、一而二也。言刺激，则有伤寒之邪；言反应，则有亢盛之体。邪正相搏，其抵抗之趋势，倾向太过者，即是温热之病。温热者，病之偏于热也；热者，人体反应之偏于亢进也。

叶著《外感温热篇》者，叙述温热病变之历程也。其所以揭“外感”二字者，言邪机之趋势多从表解也，因其可从表解，故名曰“外感”；揭“温热”二字者，言温病之征候，多从火化也，因其适于寒凉，故名曰“温热”。

叶氏治温热，其看法，卫之后方言气，营之后方言血。营卫气血，乃代表病机之浅深，如伤寒之有六经也。

《温热篇》之著述，不外描写四种病变之历程。所谓病变历程者，疾病演变之过程也。疾病之发展，因人而殊，因药而异。体质强弱有强弱之过程，药石当否有当否之演变。叶著之《温热篇》，非是探求病原之论，实乃应付病变之作也。其所叙之征候，不外各个病变之描写而已；其引用之术语，不过其私人之艺术思想而已，非真有温邪入营、入卫、入气、入血也。凡是术语，皆不可执着，吾于叶著之《温热篇》，综其大要，如是而已。

苏生曰：晰乎哉，吾师对于叶著《温热篇》之评论也，如燃犀烛，洞见幽微，虽起叶氏于地下，当亦为之心折也。师言邪机之推测，乃从药效反溯而得之，《温热》之著述，不外乎病变历程之描写，可谓超于象外，别具慧眼者矣。然吾师一再否定术语，小子期期以为不可。夫术语者，学术上之代名词也，亦即病理解释上之重要符号也，吾国医学精粹之所在也，临床诊断所赖以融会贯通也。当叶氏之世，不闻科学之原理，不知细菌为何物，其恃以为疗病者，全赖术语为之运用也。师而曰中医之书，言表非表，言里非里，表无风可祛，里无热可清，营卫气血，尽是虚构，是自决其藩篱也。若是，则吾人诊疗，究竟将以何者为准绳乎？西医每讥中医为不科学，以其所用术语，为不可解也。而吾中医言之成理，用之有效，祛风则风散，散热则热解，解表则表之症状以平，平里则里之宿疴以愈，立竿见影，固可以事实证明者也。术语之应用，彼之不及知，而我之深自知也。

师革新医学，并中医精神所寄之术语而非之，不将为西医所窃笑，中医所齿冷耶？

师曰：吾非有厌于术语也。术语之合符真理者，吾将阐扬之，其不然者，吾将修正之。真理无国界，宁有术语，永为中医所独有者哉？

伤寒之形成，一方为致病之菌，一方为受病之人。中医因无科学工具，故对于病体之形态性能，只可略焉不详，是诚为缺憾。然吾人于人体应变之能力，则综合分析颇为扼要。中医之言病体，凡是害正者，都名曰邪。其可以感觉意会者，六淫之邪也；其不可以形视目睹而足以危害人体者，都名曰毒。所谓疫疠不正之气也，邪也毒也。此皆病菌之代名词也，名虽近乎逻辑，然而约矣。中医之言人也，于体工反应之表现，则有八纲；邪正相争之趋势，则分五段。提纲挈要，有征候可稽，有色脉可合，积数千年之经验，形成各种之术语，有方式，有逻辑，可以观察，可以实验，特略于病而独详于人耳。

吾人但须阐明术语之真义，本古训而不拘泥，采新知而不狂悖，唯真理是求，则术语何尝不可用哉！

古人著书立说，皆有环境色彩。东垣生于戎马仓皇之秋，民多伤于饥饱劳役，故有补中益气之论；丹溪处于渔盐之乡，地多卑湿，民病内热，故有清利滋阴之说；叶氏之著《温热篇》，亦适应当时环境之作也。营卫气血，不过解释叶氏所习见之四种病型而已。此项病型之造成，半为叶氏矫正时医之误，半为叶氏自作聪明之误。故其书有可取，有不可取也。

苏生曰：愿闻叶著可取之处。

师曰：叶著所谓温热病者，即余之所谓阳明伤寒也；叶氏所谓外感者，非今之所谓外感也。外感无形之邪，表且不留，何法入营，何法入血，更何法逆传心包耶？

叶氏以临床之经验，知气盛之人，其反应趋向于亢进，故避用温热；知病变之趋势，向表者多吉，故法取轻扬；观察病变之过程，斑疹白瘖，厥脱谵妄，何者为顺，何者为逆，示人以豫后之吉凶；描写征候之状态，舌苔齿牙，色泽声音，以至津汗便溺，何者当清，何者当温。启发辨证之机括，既详且明，足为临床之借镜，此其可取之处也。

苏生曰：然则叶著何法不可取耶？

师曰：叶氏之视温热也，以为实有温热之邪也，以为温热之邪，于法宜用寒凉也。故曰："在表初用辛凉，到气才可清气，入营犹可透热转气，入血就恐耗血动血，直须凉血散血。"其处方虽有前后缓急之法，而赏用清凉，其揆一也。唯其主观以为温邪当凉，故曰："虽在吴人阳微之体，亦当应用清凉。"明知阳微过清必死，故又曰："清凉到六七分，即不可过于寒凉，恐成功反弃也。"

总是立名不正，遂令其言不顺。夫外感发热，气盛而表闭者，与辛凉则热退，此热体（气盛之意）之外感也。而叶氏曰此乃外感温邪也，宜辛凉解之，倒因为果，此急需更正者一也。

伤寒内有所激，气盛而表闭者，辛凉解表，则表开气和矣；气不旺者，妄用清凉，则正馁而表气慑矣。表闭而放温障碍，则热更炽矣，热炽则熏灼神经，宜有躁烦不寐之症矣，此误凉失表之咎也。叶氏曰："温邪热变最速，辛凉不解，是渐欲入营也。营分受热，则血液受劫，心神不安，夜甚无寐，撤去气药，掺入凉血清热。"此一误再误也。表闭里怯，当与辛温，叶氏以为温邪宜凉，岂知不当之凉，将自馁其气，此一误也。凉表则表气不宣，秽毒堵留，生温益亢，热之亢也，意欲冲开痞塞，解表而自舒其困也。不开其表，而反撤去气药，一意于清营，是正欲伸而又抑之也，是不能拯之于涂炭，而反驱之于深渊也。叶氏名重一时，临诊甚多，曾见辛凉解表，表解而愈者，亦曾见表开而热不解者，又见表不解而热更炽者，于是口授及门以各种病变之符号，曰营、曰卫、曰气、曰血，列举症状，朗若眉目，此虽有先见之明，难免失真之咎，此其师心自用，尤须更正者二也。

夫伤寒有五，温热乃伤寒之一种。柯韵伯曰："阳明为成温之薮。"陆九芝曰："伤寒传入阳明，遂成温病。"其言是也。金元以前，并无温病专书，叶氏《温热篇》，叙述详明，轻浅入时，宜其为时师所喜也。

叶氏之后，吴鞠通、王孟英辈推波助澜，以为叶氏之温热，足以颉颃仲景之伤寒，疵谬矛盾，不胜枚举，戴北山已详评之矣。此篇风行一时，深入人心，以盲引盲，贻误滋多，异日当按条纠正之。

总之，当叶氏生存时代，甚多可凉之体，可寒之证。然其所述病变，强半为叶氏本人所造成，是以遵其法，则见其症，必有其前后缓急之法，乃有其营卫气血之传，其先见之明，正其谬误之处。吾人不当以预测为能，应以救逆为功。顺逆者，胜败之机枢也。医之为工，工于救逆也。吾人观察证候之表现，洞悉疾病之趋势，而晓之于病家曰：明日当见何症，当见何舌，见何症当危，见何舌当死。知机识变，患者至死而不悔；巧言令色，病家心折而无辞。然司命者，心知其变，目送其危，既不能扶顺，又不能挽逆，将何以为工乎？

吾闻之，天士一代名医也，勤敏好学，淹有群家之长，其著作是否出于本人之手，是乃考据之事。天士亦人也，人尽有智也，焉知今人之不昔若也。吾人就该篇而论，允宜明辨其瑕瑜而不可盲从者也。须知一应著述，半是适应环境之作，后之览者，不思揣摩，而唯师古自荣，不亦惛乎？

苏生曰： 甚矣，读书之不可胶柱鼓瑟也。孟子云："尽信书不如无书。"良有以也。昔贤著述医论，或为发扬心得，或为叙述经验，或为启迪后学，或为矫正时弊。其立说也，必有真义在焉。其真义之精神，未可言宣词达者，则有术语为之逻辑。逻辑者，罗织也，学说上之组织法也。读古书而不知揣摩其精神，而徒拘执其术语，是乃食古不化也。

人类生活于环境之中，其所得之知识，因人因时因地而不同。著者之主观不同，则其学说之见解亦各异。吾人读书而不知揣摩其精神，一味盲从，如戴有色之镜，以为物尽有色也。

彼深于门户之见者，攻讦异己，曰：我时方派也，叶、王之嫡传也。彼持经方疗病者，成功不足，肇祸有余。体质不同，今人岂古人之比哉？经方派曰：时方者，时俗之方也，学之不遵规矩绳墨者，江湖之医也，岂足以疗大病哉？一方之言，不能使彼方折服，则曰道不同，不相为谋，各有所宗、各行其道可耳，是不欲求其真也，是不去其镜，而各是其色也。

叶氏之《温热篇》，适应环境之作也。北山之非难叶氏，亦适应环境而作也。叶氏所说之营卫气血，病理上之逻辑法也。鞠通三焦之辨，又可九传之论，陈无择之三因鼎立，张仲景之六经分治，亦皆病理上之逻辑法也。古人以逻辑目光解释病理，纯为私人之主观，故不可盲从。其著述，乃临床之记录，纯为客观之描写，故足资借镜。

是故，叶氏前后缓急之法，未必可循；营卫气血之称，不可拘执。此即吾师明辨瑕瑜之义也。伤寒合度之抵抗为太阳，外视表机之开阖，内察正气之盛衰，开表以辛，和表以甘，制亢以凉，扶怯以温，小子亦已默喻之矣，今当进聆少阳之论。

少阳上篇第十一

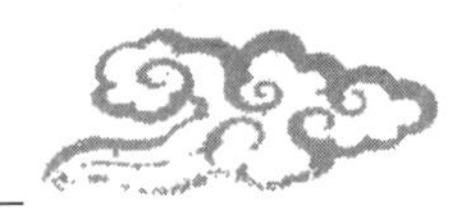

师曰：少阳为抵抗不济。少阳伤寒，人体对于伤寒之邪，其抵抗之力，持续不济，未能长相继也。

苏生曰：太阳为合度之抵抗，抵抗过度曰阳明，抵抗不足曰少阴，抵抗不济，亦不足之义也，若是则但言少阴可耳，何有于少阳？

师曰：少阳之为抵抗不济，言抵抗之力，未能及时既济也，大凡具有抗力，而未能发挥其抗力者，皆谓之少阳。少阳不足在标，少阴不足在本，不可同日而语也。

苏生曰：少阳伤寒，抵抗不济也。抵抗胡为而不济，少阳何由而不足？

师曰：少阳伤寒抵抗不济者，或内有障碍，阻其既济之道；或频为药误，戕其既济之力。有障则抗力不济，药误则抗力不足。少阳伤寒，抗能时隐时显、若断若续，欲为合度之抵抗，而未能及度，具有奋斗之潜力，而其迹未彰也。

苏生曰：障碍为局部之壅塞耳，抗力乃全面之事，障碍之能影响于抗力者何也？

师曰：人体为完整之组织，一切器官，都由血管神经系统相互联络，牵一发而动全身，其局部障碍而甚，往往影响于全面之抗力。

夫伤寒之为病，全面之抗战也，官能之障碍，间接妨害其抗能，是故胸有积饮，则汗出不达；肠有积滞，则腑气不宣。力之运用，倾注于一点，则其力雄厚；分散于各处，则其效不彰。譬犹萑苻不靖，则其抵御外侮之力，亦显见其不足矣。太阳之能为合度抵抗者，以其用力专也；少阳之陷于抵抗不济，以其有障碍为之牵制，药误为之戕贼也。

苏生曰：障碍者，有所障、有所碍也。障碍何由而得耶？将为官能障碍，而产生障碍之物质欤？将为先有障碍之物质，然后障碍其官能欤？

师曰：官能者，人体所有器官之机能也。器官不能发挥其自由行动者，皆谓之障碍。障碍之物质，足以妨害官能之动作，官能之反常，足以产生障碍之物质，二者固互为因果也。

夫官能不能执行其任务者，名之曰官能障碍；物质阻遏其官能之发挥者，名之曰障碍官能。《经》云"脾虚生湿"，言脾之官能障碍，则湿浊滋生也。又云"湿邪伤脾"，言湿浊障碍其官能，遂令脾运受困也。

伤寒之障碍多矣，而独举水饮积滞者，以水饮积滞，足以妨害抗邪之程序，为尤多也。水饮成于三焦之不利，积滞由于脾胃之不运。

苏生曰：西医解剖无三焦，三焦何物耶？

师曰：三焦者，决渎之官，水道出焉。西医之解剖，乃形体之研究；三焦之设施，为机能之别名。以解剖之目光论三焦，则三焦为虚有；就三焦之作用而观察，则三焦之为三焦，固属言之有物也。

夫三焦者，津道之中枢，即西医所谓淋巴系统也。淋巴者，通调水道，与血液共营循环作用者也。

苏生曰：淋巴二字，中医不常闻，其与血液之循环为何如？

师曰：循环之作用，西医书言之详矣。心脏如唧筒，脉道如水管，心脏胀缩搏动，吞吐血液，出心者为动脉，还心者为静脉，脉之去心愈远者愈细，愈细者愈密，聚散往复，周而复始，如环无端，所以输送生命所需之资源、搬运组织所弃之废物也。

淋巴之作用亦复如是。夫行于血管，渥然而丹者为血；行于淋巴，湛然如露者为液。血质稠而淋巴清，血与淋巴，虽色泽不同，而其推陈出新之功则一也。

血液循血管而行，自心脏而大血管，而小血管，而微丝血管，衔接贯通，如陆地之有铁路，有公路，有大道，阡陌相接，无往不利也。

淋巴发源于各细胞之间隙。细胞者，人体组合之原素也。淋巴液浸淫流动，到处弥漫，随所在而渗注为淋巴，由小淋巴而大淋巴，而胸淋巴，而注入总静脉，以还归于心脏，如雨水在地，迂回曲折，下趋而成细流，而为沟溪，而为江河，而东入于海也。

血液自有循环之径，而淋巴则一往不复。其流行也，亦以心运之循环为循环，如江河之东流入海而不能复返也，又如江河入海，海水蒸发为云，云雾下降为雨，雨下而复入沟溪江河也。

血液、淋巴同为交通运输之工具，犹铁道公路，江河水道，同为车马舟楫之利也。

血管平整韧滑，有如轨道，血行其中，不可中途稽留也。淋巴管于一定距离内，有圆形之腺体，腺体大小不一，可以截留秽浊，如江河之有湖沼，所以宣泄泥淤也。

血液以输送营养为多，淋巴以通调津液为胜。饮食下胃，溜于小肠，小肠屈曲迂回，善于吸收，一切营养水液，到此无不吮茹殆尽，其剩余之残滓，则传入大肠，待机而出魄门，故《经》曰："小肠者，受盛之官，化物出焉。"水液之吸收，始于小肠，小肠之吸收，注于淋巴，淋巴承接小肠所渗透之水液，汇于胸淋巴，而入于静脉，重由心脏传播内外，此水道之常也。

《经》云："上焦如雾，中焦如沤，下焦如渎。"此概言三焦通调水道之能也，故曰："三焦者，决渎之官，水道出焉。"此与淋巴之说相吻合也。是故三焦为淋巴之作用，淋巴为三焦之工具。三焦调达，则水液敷布；三焦壅滞，则水液潴留。《经》云"下焦溢为水肿"，斯非其明征欤？

苏生曰：三焦之为三焦，以有通调水道之能也。师言胃有水饮，则汗出不彻，肠有积滞，则腑气不宣，是何故欤？里之有水饮，何与表汗之不彻？腑实为阳明，何故系入少阳？

师曰：水湿内蕴，则表汗不畅；积滞内壅，则腑气不宣。此一处有障碍，即足以影响他处之机能也。大凡物理，挹彼者则必注兹，倾于左者必欹于右。故淋巴障碍，则水聚于胸；组织水分之来源被堵，则胸痞顿闷，汗出不畅矣。《经》云“六腑者，传化物而不藏”，以通为事也。积滞内壅，秽浊不去，小肠吸收作用为之呆滞，所谓腑气不宣也。少阳伤寒，障碍其抗力也。譬如行旅，征马踟蹰，非不进也，马不前也，非马不前也，荆棘瓦砾，障于途也。去其障碍，则昂然奔逸而莫能自制矣。是故肠有壅滞，则腑气不宣，去其障，则里气伸而表亦达矣。夫传化之失职，仅令妨害抗能，未见抵抗太过之征，虽曰腑实，亦当系入少阳，此仲景柴胡汤所以有硝、黄之加也。

苏生曰：少阳伤寒，因障碍而影响其抗力，去其障碍，则正伸而邪达，师已举其例矣。吾人临证，往往先治兼夹之邪，如夹痰、夹气、夹湿、夹饮之类，其旨不外去障达邪而已。邪之为义，非独外来之物也，凡足以障碍正气之发展者，虽在津血之为贵，亦邪之类也。是以淋巴障碍，则水潴为饮；循环障碍，则血凝为瘀。津也、血也，饮也、瘀也，一气之通塞耳。气通而流畅，则水湿亦为养生之资，及其着而为障也，转为生身之累。故宣壅行滞，所以去其障也，去其障碍，所以求抗能之发挥，此既济之道也。然夫子所言之障碍，皆人身体内之障碍，其义犹有未尽之处。窃谓人类生活于空气之中，气候不良，亦足以影响人身之抗力。夫阴霾之日，气压过低，空气潮湿，则障碍放湿，夫子治伤寒，着重解肌，气压太低，则表气困束，此外界空气，足以为障碍者一也；积垢在肤，腠理闭塞，为日既久，带皮蜕脱，伤寒以发汗为机枢，停垢积秽，每每堵塞汗腺，此时而用麻桂，汗出无路，反致内躁，此肌表有形物质，足以为障碍者二也。

师曰：人类有调节机能，天气愈潮湿，则蒸汗愈多。湿地行军，未必皆病。因气候潮湿，而致障碍放湿者，仍是正气缺少适应环境之力也。苟能移榻高燥之地，重用苍、防，振发肌表之能力，即可人定胜天。至于积垢为障，以致发汗不应，亦是体力不足，不克外达，或为滥用凉表，遂令表气麻痹，此人事之不调也。苟能注意皮肤之清洁，常用酒精、温水洗涤揩拭，何至停垢积秽，长为机械障碍，而致于蜕皮者哉？

苏生曰：少阳伤寒，因药误而致抵抗不济者，其故安在？

师曰：所谓药误者，寒凉之咎也。太阳伤寒，偏清即入少阳；合度之抵抗，偏清即为抵抗不济。未亢而用清，是无的之矢也，伤人多矣。

苏生曰：药以疗病，凡药病之不相当者，名曰药误。夫寒凉可以为误者，则温热亦足以为误也。药之不当，寒凉温热之足以伤人，其揆一也。师言病在少阳，乃偏清之咎，无乃有偏乎？

师曰：予岂好偏哉！寒凉之药，乃抑制亢奋也。太阳伤寒，有适度之抵抗，不当清而妄清之，则为抵抗不济，寒凉伤其正也。故曰：太阳偏清，则为少阳。苟太阳而偏温，则当转成阳明矣。何以故？抵抗适度，不当扶掖而扶掖之，则为抵抗太过，是谓阳明。阳明可清，太阳不可清，寒热温凉，唯适是从，予岂有偏哉？

苏生曰：太阳之不可清，恐适度之抵抗，转为抵抗不济也。然寒凉之药，亦有非尽抑制亢奋者，是在医者之善用耳。吾闻之，医之用药，犹用兵也。刀戟斧钺之为兵，各有专能；斩挑劈刺之为用，各有所长。戟能制刀，而善使刀者，以刀破戟，此善于用刀者也。医之用药，亦犹是也，寒热温凉，通泻攻补，灿然毕陈，而有待医者之选择。热以疗寒，而善用寒凉者，每能利用寒凉之性，以收反治之效，此善于用清者也。使药如使兵，熟极则生巧。医无大小，都有习长之处，河间喜用寒凉之药，子和惯投吐泻之方，神乎其技，则无往不利，如武士之使用兵器，各有所好，用之娴熟，则无在不足以应敌也。医之工者，每能革药之性。例如半夏性燥，而竹沥制之则润；大黄性寒，而姜酒渍之则温。故善用寒凉者，不为寒凉所困，此其医工之巧，不可以常情论也。

师曰：药有本性，未闻药性可得而革也。药性而可革，则砒鸩可以为醇醪矣。竹沥、半夏，不过较润而已，终是燥品，岂可以代麦冬哉？大黄善下，姜酒渍之，不过助其宣通而已，焉能制泻而为守乎？医诚有习用之药，善用之方，未闻善用之方药，可以适应万变者也。有之是诚为偏矣，其伤人也亦多矣。大巫之子多死于鬼，大医之子多死于病，嗜用寒凉者，多死于寒凉，非寒凉之不能愈病也，见其利，未见其害也。

徒步搏击，则用刀戟；克敌制远，则用弓箭，形势有不同也。彼善使刀戟者，岂能制矢镞之利哉？譬如善用寒凉者不能愈寒凉之病也。寒凉之药，用以制亢，若非有余，害在伤正，未有伤正之药，转能益人者也。

苏生曰：制亢以凉，扶怯以温，此正治之常法也。譬如大匠诲人，必以规矩，而神化则在乎规矩之外。岳武穆曰："兵无常法，运用之妙，在乎一心。"

夫苦寒败胃，人所共知也，而黄连、龙胆之寒，西医举以为健胃良剂，此寒凉伤正之药，不为制亢之用，而转为益人之例也。药不患凉，唯在医者之善用耳。《经》云："微者逆之，甚者从之。"寒凉之药，非仅为正治之用也。夫子以为凡清皆为制亢，人将讥师道之狭矣。

师曰：黄连、龙胆之能健胃，以其苦味有刺激胃壁之功也，故名曰苦味健胃剂。其用量甚少，往往佐以桂皮、橙皮、糖浆之属，然后克奏健胃之效，似是复方之功，非尽连、胆之能也。

夫甘美者，胃之所喜也；苦劣者，胃之所恶也。今纳欲不馨，秽浊壅塞，而贸然投以至苦至劣之味，能勿诱致败胃者乎？叶香岩云："饮食自适者，即胃喜为补。"何吾子之没没也。

苏生曰：黄连、龙胆之能健胃，以其用小量之苦味，足以收刺激胃壁之功也。若然，小子有辞矣。彼善用寒凉者，亦欲以寒凉收反激之效也。反激而奏效，则凉药失其凉，寒药不为寒，相反者，适以相成。

夫用药如将将，遣将不如激将。伤寒之为病，敌我交战之局也。寒凉之药，诚有抑遏正气之弊，此寒凉太过之咎也。若与轻清之剂，适足以激发其抗力，何以故？小量之刺激，足以诱起巨大之反应，怀忿之士，其战也勇，哀师必胜，有所激而然也。

夫桑叶苦凉，能止盗汗，太阳伤寒，服之有汗，非桑叶能发汗也，清其表，诱发其表气之反动也。轻可去实之症亦多矣。利用体工所厌恶之刺激，以收克敌战胜之功，小子重有辞焉。夫施种痘苗，可防天花；注射血清，可避传染。输入小量之毒质，足以诱发大量之抗体，而收免疫之功，此乃医界之奇迹也。

寒凉之足以抑遏正气，犹邪毒之足以戕贼人体也。夫然，吾人利用小剂之寒凉，以激发反动之抗力，言之不为无据。

江南之医，大都喜用寒凉。轻清可以愈大热，小子耳濡目染者久矣。清药不为制亢之用，而转为激发抗力之机，此善于用清者也。盖药为医用，而医有御药之能也。语云："医者意也。"正治不已则从治，从治不已则求其属以衰之，譬如行军，或从正面突破，不逞，则用迂回包抄，或取大道，或循曲径，首途虽不同，而目的则一也。欲擒故纵，欲扬先抑，此医工之巧也。得其意，而善用之，又何憎于寒凉哉？

师曰：甚矣，吾子之惑也。医学有一贯之道，真理无两可之歧。化学有公式，科学有原则，离娄公输之明巧，不能超出规矩方圆之外出。

夫寒凉之性，理无激发反动之能。人非铁石，生死系之，讵可玩弄技巧，以意使药，纵横抑扬，以药试病哉？

药之四性，寒热温凉，作用于全体者也。温药有强壮之功；热药具兴奋之效；凉药镇静，其用缓和；寒药抑制，近乎麻醉。此药性之四维也。

药之五味，辛甘酸苦咸，各有其特殊作用。其特殊作用，发生于特定脏器者也。连、胆之健胃，乃其特殊作用耳。味之苦者，或为苦燥，或为苦坚，或为苦降，或为苦泄，或为专入某经，或专治某证，所谓对症之药也。大凡极苦、极辛、极冷、极热之物，皆能直接刺激胃壁。黄连之健胃，在味不在性。世有苦味健胃剂，而无寒性健胃药也。

温热之性，尚有诱起兴奋之理，而寒凉之药，其用缓和，气盛者得之则平，力亢者投之即安，此所以抑制暴动也，反激云乎哉。

伤寒之为病，邪正相争之局也。为战之道，气盛则壮，气馁则怯，馁其气而使之战，是取败之道也。服轻清浅寒之剂，而冀唤起抗力者，吾未之信也。孟子曰："以若所为，求若所欲，犹缘木而求鱼也。"

太阳伤寒，人体有适度之抵抗，调之则自愈；少阳伤寒，正气有可胜之潜力，达之则气伸。太阳误清，则入少阳；少阳误清，则入少阴。有可胜之道，有可胜之力而不知用，而服寒凉镇抑之剂，以麻痹其抗力，而犹曰：吾欲反激之也。呜呼！出不由户，其旁门邪道欤！

药病求相当而已，善御药者，不舍近而图远，不去夷而履险。以寒凉之药，为反激之用，是无异于克扣量秣，而欲其速战也，庸有济乎？司命者，谨慎从事，犹惧或失之，岂可如儿之玩火，以巧为自得乎？

施种痘苗，注射血清，是以小毒弱菌，唤起人体自卫之力也。譬如民情懈怠，而予“恐怖演习”，欲其奋发有为，知所警备也。寒凉之性，绥和之而已，麻醉之而已，欲令庶民忍受鞭挞而已，岂可与免疫学说同日而语哉？

且夫反激之为用，其流弊亦滋多矣。人之有能，其用未彰，则激之以济其勇，苟其无能，则愈激愈衰。气壮体实之人，每能自为适度之抵抗，非礼加之，则躁而妄动；气衰体弱之人，抵抗本自不足，又从而抑之，则懦怯更甚矣。

是故轻清疗大热，实者激成阳明，虚者转入少阴。因反激而引起之抵抗，能恰到好处，而无太过不及者鲜矣。

桑叶不能透汗，其为汗者，阳明气盛之人，本欲自汗也。汗为调节体温之机括，太阳伤寒，汗出有节，腠理湿润，若雾露之溉；少阳伤寒，汗出不达，或头汗淋漓，而肌肤枯燥，或濈然自汗，倏然自收，内有障碍，故郁蒸发热，而汗出不彻，寒凉抑遏，则抗力不济，而汗出断续。伤寒自汗，为抗能向表之征，医用轻清浅寒，以为得轻剂之妙，是阳为之助，而阴掣其肘也。

医之治病，贵乎明理，识力不到，则宗旨游移。彼自鸣聪慧者，正之不治则反之，热之不却则寒之，以为尽医工之巧，不明真理，率多弄巧成拙，岂足取法者哉！

苏生曰：然则轻凉之法，为无可取耶？

师曰：良工无弃材。壮实之人，抗力有偏激之虑者，施以轻寒之剂，亦薄惩之道也。人为温血动物，喜温而恶寒者也。时医以清凉为平稳，视温热如蛇蝎，是达乎常情也。孟子曰：好人之所恶，恶人之所好，是谓拂人之性，灾必逮夫身矣。旨哉言乎！

少阳下篇第十二（附诱导论）

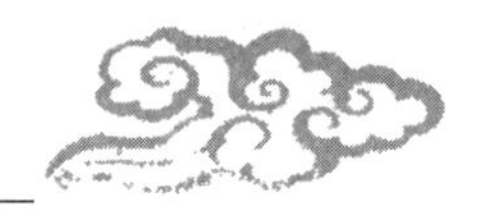

苏生曰：少阳伤寒，未经药误，又无有障碍，而其抵抗之力，仍未能及时既济者，是何故耶？

师曰：是必抗力未能协调也。

苏生曰：敢问其说何谓也？

师曰：伤寒之为病，正气适应邪机之反动也，其抵抗之行动，有共同一致之目标也。若体工对于抗力，未能为协调之步骤者，则必影响其抗力，而致于抵抗不济。

夫伤寒无特效药。伤寒有机之邪，既已植入于肠膜，即无法铲除其病灶。当其病毒蔓延，浸淫而入血液，全身为扑灭此邪毒而努力，或为发炎，或为发热，或从事于噬菌，或奋勉于排毒，或为之中和，或为之凝集，凡此工作，无非致力于自卫之道也。

譬如强敌来犯，号令宣战，举国上下，敌忾同仇，工者服其劳，农者力其田，智者献其才，富者输其资，所以协调抗战建国也。

人体各组织，于伤寒发病期内，未能和衷共济，为协调之进行，则抗力分散矣。

苏生曰：无征不信，请举例以明之。

师曰：伤寒因毒素之刺激而发热，其发热所以限制细菌之蕃殖，鼓舞抗体之成长也。然高热非生理所能堪，则持续出汗，藉以调节其放温，此合理之自然疗法也。是故热愈高而汗愈多，汗愈多而溲愈少。汗多则溲少，乃自然应有之象。今病者小溲偏多，甚而大便溏薄，则水液下趋，遂令汗源不继，汗闭放温不张，则熇热益炽。似乎阳明有余之证，实为少阳不济之故，此一处机能不为协调，而影响于全身之抗力者也。

苏生曰：然。汗溺有相应之理，夏日汗多则溺少，冬日汗少则溺多，水液越表多者，必歉于里，注下多者，奉上必少，此固自然之理也。因溺多而影响其抗力，是说也，小子以为可商。夫汗溺同由血液而来，同能排除血分之垢浊，多溺而少汗，是犹失之东隅而收之桑榆也，又何患焉？

西医治伤寒，注射盐水，欲以充实血中水液也；强心利尿，欲以滤净血中秽浊也。高热而小便涩少者，令其恣饮沸水，多多益善。饮水乏味者，益之以汽水、橘汁、西瓜、柠檬之属，意在保持其充分之水液，以供渗净秽浊之用也。

伤寒之溺，其色、其臭、其质、其量、其成分之变化，西医临床之所重视也，而夫子忽之。若夫汗量之多寡，汗液之稠薄，汗出之偏普，汗时之久暂，此夫子之所重视也，而西医忽之。岂道不同不相为谋欤？

古者仲景治伤寒，汗下吐利，诸法并用，邪行如水，随所在而祛之，未尝专责汗法也。伤寒病灶在肠，其分泌之毒素，则游离于血液，毒素而可以排泄，则血液所到之处，随处可为排泄之路也。水液以下行为顺，故利尿不难，而求汗甚艰。中医亦有利尿泄热之议，如芦根、滑石之流，而为夫子所不取，去顺效逆，其无乃不经乎？

师曰：发汗酿溺，引吐转下，各有利弊。顺逆之势，因证而异。医之用药，举一法而兼数善者，工之上也；举一善而进一弊者，工之下也；未能兴善，而唯知戕贼者，是为陷阱下石之流，不足以言工也。

伤寒之邪，症结在肠，发炎发热，同为自疗之机转，扶持此自疗之机转，勿令太过不及，此吾所谓一贯之道也。是故合于自疗机转之证候，即为医者注视之目标。夫病变于里，证显于外，汗溺皆为病证表现之线索，同为临床参考之资料，无所谓孰轻孰重也。汗下吐利乃医者去病之方法，因病立法，当择其善者而从之。伤寒之机转在表，故汗液重于小便，汗法可以排泄秽毒，可以调节亢温，可以诱导血行向表，可以协助自然疗能，一举而数善备，此法之上者也。利尿而绌汗，是一得亦一失也，寒凉直清，渗利无度，馁其气而掣其肘，是害人之尤矣。

夫伤寒病灶之发炎，吾人固不得而目睹也，其发热之为亢温，为抗温，则可得而测定之也。伤寒之机转，以外趋为顺；发热之调节，以出汗为主。吾人目击汗出之匀调，即知抗力之既济。少阳伤寒大便溏薄，则气怯无汗，麻、桂、柴、葛之外，重与术、附、益、果之属以固之；溺频而多，则液阻无汗，麻、桂、柴、葛之外，兼与故纸、覆、菟之类以摄之。水液之下趋，如狂澜之既倒，重与升举固摄，是欲挽逆为顺也。顺逆之理，因证而异致，夫岂管窥之流，所能悉知悉见者哉。

苏生曰：凡事有正必有反。多溺则汗绌，固事有所必至；久汗则溺竭，亦理有所固然。其多汗而小溲闭涩者，吾师将何以为治耶?

师曰：汗多而能饮者，水液不竭，饮量与汗量相得者，小溲虽少，不为病也。小溲酿于肾脏，而注于膀胱，溲闭而少腹满者，溺蓄膀胱也。膀胱满而不能下者，法当渗利，五苓散等主之。汗多而能饮，溲少而少腹不满者，水津外溢，膀胱无尿，此为正常，未可利也。

少阳伤寒，抗力未能协调，法用和解。和者和协其正气，解者解除其障碍（柴胡宣畅气血，散结调经，为少阳去障和解之专药）。障碍之性质不同，故主治各有专药。正气之未能协调，则消息盈虚，善为诱导而已。

苏生曰：汗吐渗下，古有成法，法而曰诱导，于意云何?

师曰：汗吐渗下诸法，系从体腔之内，排出一种剩余老废之物质，以达于体腔之外也；诱导之法，但就体腔之内，诱导气血，升降出入，以遂其疗病作用也。

人体除却形骸脏腑及固定组织之外，往来活动者，气血而已。气血遍乎全体，无远弗届，无微不至。利用气血之流动，以遂行其疗病作用者，名曰诱导疗法。

苏生曰：诱导气血之说，小子稔之久矣，窃以为理想之谈，终未明其真理之所在也。夫人身血液统驭于心脏，旋转往复，有固定之节奏，循脉流行，有不变之方向。血之逆行尚不可，而况升降出入，与药浮沉哉？

且夫脉以行血，气体不得而并存。所吸氧气，下肺而摄入于血球，经络之中，理无气体存在。故西医注射误入空气，则成空气栓塞，流入心脏，顷刻足以致命。然则夫子所谓气血者，其真义安在？

师曰：昭乎哉问也。气血者，中医之术语也。广义之气，包括诸般动力；广义之血，包括一切养料。《经》云："气主嘘之，血主濡之。"嘘有鼓动之象，濡含滋荣之义。气之所至，即神经作用之表现；血之所濡，即荣养生命之资源（氧气摄入血球，亦养料之一种。血液、淋巴、诸般内分泌液凡混存于血液者，皆统名曰血）。人体赖气血而生活，气血以形骸为传舍。脏器无气，则作用不彰；组织无血，则萎缩消亡。神经、血管，网络全身，故云气血遍乎全体。神经主持一切作用，血液包含一切养料，此生命之要素也。人身脏腑组织，各有不同之构造，各具不同之作用。脏腑组织，犹各种不同之机器也，气为电力，血为原料，电力发动机器，原料供给消耗。脏腑机能兴奋，则血行旺盛；组织血行佳良，则机能活跃。大凡劳脑多者，中枢兴奋，则血聚于巅；奔走多者，下肢兴奋，则血注于足。饮食下胃，则胃血独盛；运动劳力，则肢血偏多。此气血相互呼应之理也。

诱导气血云者，诱发其机能，导引其血液也。《经》云："气为血帅，气行则血行。"盖机能旺盛之处，则其组织获得之血液，亦自较多也。

少阳伤寒，体力未能协调，则诱导气血，使其符合有利之机转，所谓化人力、物力以为抗战之总力也。诱导之法，自古有之，今人不讲久矣，吾子亦知诱导之意乎？

苏生对曰：诱导之说，诵而颇能解，解而未能别，别而未能明，明而未能彰，此至教之论也，愿夫子阐明之，以彰国医之光。

师曰：《内经》有言：上古之人，居禽兽之间，动作以避寒，阴居以避暑，内无眷慕之累，外无伸宦之形，恬澹贞固，邪不深入，工之治病，唯其移精变气，可祝由而已。中古之世，嗜欲已开，气血乖乱，医之治病，如持权衡，按跷导引，针砭灸爇，都含诱导之意。汤液既兴，始有疗病之方。迨夫仲景，侧重证候疗法，然未尝废诱导之理。今人只知对证下药，注意于一证一候之得失，去古远矣。

夫脏器者，生化之宇。脏器之有气血，犹车之有两轮，相辅为用，不可须臾离也。气血应脏器之需求，而往来挹注，譬如潮汐，此起彼伏，上盛则下虚，内盈则外绌。《经》云：“有余而往，不足随之；不足而往，有余从之。知迎知随，气可与期。”盖此盈彼虚，彼长此消，物理所必然也。

夫器官之工作，以气血之多寡而增损其效率。吾人果能统摄气血，即可左右体用，服诱导之药，以驱策气血，欲以协助自然疗能也。

苏生曰：善哉诱导之法也。人身气血，周流于经络，淖泽乎形骸，变动不居，莫知其极。形体之构造，大小不同；气血之多寡，容量各异。气至而兴，血满而盈，气血不调，百疾丛生。《经》云：“人卧则血归于肝，肝受血而能视，足受血而能步，掌受血而能握，指受血而能摄。”血之养形，犹水之养鱼；气之行血，如风之逐波。形骸组织，不动之机器也；气血往来，活动之能力也。不动为形，动者为能，形能不相得，病变之基也。故气盛而血不至者，形敝而用亢，所谓虚性兴奋是也；血旺而气不利者，形满而用滞，所谓虚性郁血是也。形体容量，各有限度，太过不及，都为病象。人之患病，病在不能保持其平衡也。细胞变迁活动，无非追求其平衡而已。《经》云：“阴胜则阳病，阳胜则阴病。”体用相埒，名曰平人。工之疗病，观察人体偏胜之处，而予矫正之道，以返归于平衡，则诱导之法尚矣。

伤寒肠膜充血，麻、桂发之，所以诱令其向表（麻、桂能使体腔充血，里热无汗者得汗则里热自消，《经》云“火郁发之”是也）；自汗、毛囊充血，桂、芍收之，所以诱令其向里（桂、芍能使内脏充血，故建中汤可治虚寒腹疼。自汗为表亢，桂、芍诱令其向里也）。胆汁外露为黄疸，则用渗利之剂，导之内泄（茵陈五苓、茵陈姜附，阴黄、阳黄都兼渗利）；乳蛾焮肿为喉炎，则用发疱之药，以诱令外越（异功散有斑蝥等药，贴于项外，发生小疱，疱发而内肿即消。此古法拔毒之说也）。

头痛癫疾，下虚上实，则温纳以下之；徇蒙招尤，下实上虚，则温补以举之。逆于上者摄其下，漏于下者提其上。《经》云：“上病下取，下病上治，左病治右，右病治左。”盖深得诱导之法也。

大凡物理，得热则胀，得冷则缩。热药可令充血，可使形盛；寒药可令贫血，可使形缩。利用药性之寒热，以诱导气血之趋向，其应用广矣。

中风脑部充血，抽血以减轻巅顶之压迫，安危各得其半；温潜浮阳以诱发其下部之充血，每有绥靖冲逆之功。失眠神经兴奋，安眠麻醉，日久而失其效用，热汤濯足，以吸引血液之下沉，每可间接收镇静之效。肺内发炎，可与辛药外敷（安福膏、芥子泥涂布敷胸可令胸肌潮红、皮下充血，刺激肌表即可减轻内在之炎症）。气逆为喘，可与重药镇坠（黑锡丹能镇逆温潜，诱令丹田充血，下肢神经兴奋则中枢神经弛缓矣）。古今验方，甚多吻合诱导之理。诱导之法，无非用以疗偏，损有余，补不足，都从反面着想，上之下之，开之纳之，求其平衡而已。

师曰：以诱导之法，为疗偏之用，此众工之所共知也；以诱导之法，造偏以疗病，此粗工之所不及知也。

脏腑气血，多寡不均，往来挹注，虚实相寻。得其位，则气盛而血旺，非其时，则气静而血平。《经》云：“人之常数，太阳常多血少气，少阳常少血多气，阳明常多气多血。”

脏器之充血，或为病理之刺激，或为生理所当然。充血而合符生理，则虽偏非病；其不然者，则虽平亦偏。胃以消化而充血，其为实也可喜；脑以休息而少血，其为虚也亦宜。吾子以为诱导之法，都从反面着想，将谓胃不可实，而脑不可虚耶？孟子曰：不揣其本，而齐其末，方寸之木，可使高于岑楼，岂其然乎？

苏生曰：如小子解师所说义，诱导之法，不当专疗其偏。偏而合理，非病也，无所用其诱导也。应偏不偏，不应偏而偏，则诱导之法尚矣。

人体生理变化，不外气血而已。脏器受气而作，得血而昌，王相代革，此弛彼张。《经》云："食入则胃实而肠虚，食下则肠实而胃虚。寐则血归于阴，寤则气出乎阳。"气血之偏，偏而有所为者，合理之偏也。脏器工作旺盛，则气血之流注必多，机能不偏，即难胜任愉快。是故少阳伤寒，抗力未能协调，则诱导气血以济之；机能偏倾一处，则诱导气血以挽之。

夫伤寒出表为顺，机转在汗，透汗所以诱导气血向表也。表气不畅，则腠理不宣；表血不足，则酿汗无资；表不和，则汗出时断时续，忽有忽无。此营卫不和，抗力未能协调者一也。汗为心液，心阳不振，不能输血达表；心血不足，循环难以滑利。阳不足，则蒸发无力；阴不充，则经络空虚。此心用不彰，抗力未能协调者二也。胃肠者，生化之源；三焦者，津道之枢。不食则营养中断，不饮则水分干涸。湿浊中聚，则胸宇不开；津液不布，则百骸失濡。此胃肠三焦不和，抗力不能协调者三也。

少阳伤寒，正气未能协调，应偏而未偏者（表应充血而血不充者则汗出不畅），诱导气血从正面协助之（麻、桂、葛、柴促令体腔充血）；不应偏而偏者（溏泻多溺，机能偏注于下），诱导气血从反面纠正之（葛根升提举之上行）。《经》云："高者抑之，下者举之，有余折之，不足补之。"佐以所利，和以所宜，必安其主客，适其寒温，同者逆之，异者从之，审其阴阳，以别柔刚，阳病治阴，阴病治阳，定其血气，各守其乡，血实宜决之，气虚宜掣引之。呜呼！尽之矣。

夫子治伤寒，独有心得，特具专长，故能化逆为顺，去险为夷。此无他，善用诱导之法，以协助其自然疗能而已。

师曰：善哉，孺子可教也。诱导之法，孺子已得之矣，此祝氏之薪传，国医精粹之所寄也。

夫疾病者，生理之反常也。生理之反常，邪机刺激使然也。反常之生理，即为病理，病理之表现，多含自疗作用。吾人既未能直接除去其病原，则当扶持体力，协调其自然疗能，此一贯之道，凡病皆然，不独伤寒而已也。

人体一小社会耳。呼吸、循环、消化、排泄诸系统，如社会中各个作用不同之工厂。气为动力，血为原料，承平之时，营卫气血，往来有序，动静有则；及其病也，气血纷乱，集聚于抗邪有关之脏器，以进行其自疗工作。譬如抗战之时，军火工业，特别发达，动力原料之供给，特别旺盛。大凡物力偏倾于抗战，则民营事业，每每黯然无色，此虽反常之政，实为合理之制。

伤寒有汗而溺少者，气血外盈于肌表，而内绌于肾也，虚实各得其宜，非偏也；渴饮而便闭者，三焦活跃，大肠休止也，动静各适其宜，亦非病也。粗工未谙阴阳消长之理，妄兴对证疗法，有汗虑其伤液，而用桑、栀；溲少以为蓄热，而与滑泻；口渴者滋以麦、斛；腑闭者通以麻、蒌。随证下药，不辨是非，遑遑然寻枝摘叶，朝更夕易，此自坏其抗战程序也。

西医诊病，恃其器械之精良，斤斤于病原之探讨。彼心目中，只知研究此是何种疾病，不复考虑此是何种病人，更无暇分析其证候，何者为太过，何者为不及，何者为合度，何者为合理。知镇静生温，而不知调节放温；知输送物资，而不知利用机能。病而无特效药，则惘惘然，唯有待期而已。此亦智者之一失也。

人体不过形能而已，气血变化，机动莫测，虚实真伪，不可胜竭。征候之表现，或者为合符自然疗能，或者违背抵抗程序，复证重叠，盈虚互见，孰宜顺治，孰宜逆治，孰应彰之，孰应衰之，若无真知灼见，鲜有不临歧彷徨者。须知征候为疾病之表现，而非疾病之本身，必也了解征候发生之动机，彻悟征候发生之原理，则邪正分明，顺逆之势，昭然若揭矣。

诱导之法，在明理，在达变，在止乎至善。从偏逆偏，各有所宜，失之毫厘，差以千里，审治不当，则动手便错矣。《经》云：“能知虚实之数者，独出独入呿吟至微。秋毫在目，知其要者，一言而终；不知其要，流散无穷。”此之谓也。

阳明上篇第十三

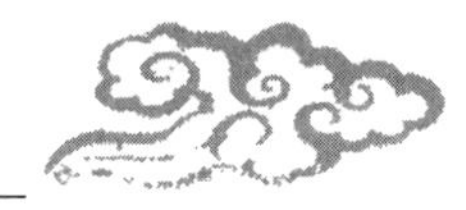

苏生问曰：阳明伤寒，抵抗太过也。抵抗而云太过，于意云何？

师曰：抵抗太过者，人体对于邪毒之反应，失之过激也。

苏生曰：人体因抗邪而发生反动，亦自卫之道也。邪正不两立，暴敌来犯，奋起而抗之，予打击者以打击，迎战唯恐不猛，又何有于过激？

师曰：人体因御邪而发生反抗，宜也；因反抗而出之狂妄，则为太过。何以故？反应之偏于亢烈，则体工每因求愈过激之动作，而致于毁亡。譬如发热，人体自然疗能之一种表现也，发热而亢甚，则中枢瞀乱，调节无方，物质因燃烧而亏损，抗体因高温而消失，狂妄不精，则神器坏矣。

譬如强国入寇，敌势方锐，沉着应战，不宜嚣张，愤激太过，祸乱之阶也。《经》云："亢则为害。"旨哉言乎！

苏生曰：阳明伤寒之为抵抗太过，孰令致之？

师曰：体实气盛之人，其反应也猛。过猛之反应，每易招致抵抗太过，此其一也。非寒而温，未虚而补，应汗失表，宜攻失下，服药不当，亦能诱致抵抗太过，此其二也。

苏生曰：体实气盛，有激则亢，服药不当，促成阳明，皆就人体抗能而言也，小子以为未尽厥义。

夫壮实之人，阳明之体也。阳明之体不常有，而阳明之证则常有。疫疠急暴之邪，每能造成阳明，不必误服温补、有失汗下而后为阳明也。一种病邪之刺激，唤起人体之反动，刺激过暴，则反应激烈。过亢之反应，阳明之体也；过暴之刺激，阳明之邪也。沸水所溅，烈火所灼，不论强弱，无不红肿炎痛，此项病理之表现，乃病邪直接所造成，不关体质问题者也。譬如恶性疟疾，即使羸弱之体，亦发壮热汗渴有余之证；斑疹伤寒，恒起高度之热，多成阳明谵妄斑狂之候。昔贤治伏邪暴发，有早期清营之法；瘟疫初起，有苦寒直折之方。体质固为阳明重要之因素，而疾病之存在，要亦不可废弃者也。夫病邪性质不同，邪量多寡不齐，邪重而发之暴者，则成阳明。世有非阳明之体，不药而卒成阳明证者，病邪所直接造成也。

夫然，阳明之形成，在内为有阳明之体质（误于温补，失于汗下，以致造成阳明，亦为体质问题），在外为有阳明之病邪。具阳明之体，而无阳明之邪，则气虽盛而不亢，以其所激不重也；非阳明之体，而受阳明之邪，则病虽重而不乱，以其神用有节也；至于阳明之体，重感阳明之邪，则躁妄狂乱，有如自焚，不可终日矣。凡病皆由病、体二者综合产生，病之与体，犹车之有两轮，不可须臾离也。夫子以为何如？

师曰：异哉，病邪而有阳明之称也。吾子以为苛烈之病，即是阳明之邪，凭臆杜撰，何其谬乎！

夫六经五段，乃人体抵抗之符号。病邪之伤人，决不能在各个不同之人体上，产生万众一例之变化。沸水所溅，烈火所灼，红肿溃烂，似乎一致，此不过一时之表在性而已，至于预后之不同，未尝不因人而异。水火所伤，其为进行性者，则炎肿化脓，其为退行性者，则烫陷坏死，或则不过皮肤创伤而已，或则竟致火毒内攻，岂能尽谓之阳明证哉？水烫火灼，而名之曰阳明之邪，则冻疮焮肿，将谓之少阴之邪乎？

譬如疟疾，剧寒壮热，烦渴引饮，此为因高热而起之伴发症状，但得汗出，即诸恙涣散，不得谓之抵抗太过也。太过之原则，在于体力；疟疾之兴奋，在乎一时。疟发而虚，仍当用温。恶性疟疾，砒剂有特效（古方截疟多用砒，西药如扑疟母星等，皆为含砒之药）。砒性之热，甚于桂附，岂可以症状之汹汹，而滥用清寒直折之法哉？又如斑疹伤寒，伤寒之偏于阳性也。当其斑疹欲发之时，懊侬顿闷，躁烦谵妄，似乎阳实，但得斑疹透发，伏邪伸张，则诸恙自衰。苟邪达气伸，而兴奋依然者，始为阳明当清之候，其气怯神衰而邪未尽达者，虽有高热，仍当温宣，桂附在所不辞。疫疠之邪，只是疫疠之邪，岂能因邪重而使虚人为实体乎？

夫阳明者，抵抗太过也。邪重病急，不过反应激化而已，激化不过止乎激化，不可曰反应激化者，即是抵抗太过也。

伤寒五段，为人体抵抗邪毒之表现，其关键在乎元气，而不在于病邪。阳明伤寒，乃自身反应之太甚，岂可谓证候凶暴者，即是阳明病哉？

苏生曰：然。阳明之为病，乃专就抵抗太过而言，非另有造就阳明之邪也。邪重者反应重，重其所当重，不为太过；邪轻者反应轻，轻其所当轻，不为不足。邪重病重，病重而能自为调节者，病虽重，犹是太阳；有障而不能发挥其势者，病虽重，犹是少阳；其反应过烈，逾越抵抗之常规，重其所不当重，则为阳明矣。

夫重笃之邪，可能唤起高度之抵抗，然虚者反应不彰，未必即成阳明。壮实之体，每易招致太过之倾向，若病邪刺激不甚，亦不致兴奋太过。一切证候，乃疾病之表现，伤寒五段，乃体力之量衡，不可以征候之汹汹，率尔谓之阳明病也。今小子已聆知病邪与体气之分矣，所谓因药误而致造成阳明者，其说何如。

师曰：壮实之人，气盛血旺，热之不当，举措益亢。急暴之病，气壅血乱，补之不当，邪机益张。出汗所以调节放温也，应汗不汗，则气机闭遏，里热不宣；下利所以排秽浊也，应下不下，则积滞逗留，郁蒸内燔。因药误而成阳明者，皆医工失治之咎也。

苏生曰：阳明之体，温之则亢，补之则壅，失汗则闷乱烦躁，失下则痞满胀，是矣。然小子侍诊之时，鲜见夫子选用寒凉，岂近世无正阳明病耶？

师曰：正阳明有之，特不常见耳。

苏生曰：请闻其例。

师沉思有顷，喟然而叹曰：吾弟敬铭，以阳明之体，猝死于阳明之病，即一例也。吾弟素体壮实，及冠求学于成都，严冬衣单，运动受寒，即晚起高热，深宵不及服药，黎明其生母速余往诊，至则敬铭躁怒发狂，破窗逾垣，袒裼纳凉于屋脊，余命壮者数人执之下，测其热，则一百〇五度，虽有汗而不畅，知是阳明亢热也，与仲景白虎汤，重加水炙麻黄，一剂汗大出，霍然而愈。此二十五年前事也。自此以后，吾弟壮健逾恒，廿年来，未尝患病，方期纯阳之体，可享遐龄之寿。孰料天道难测，遽膺磨蝎之灾。客秋弟媳来函，言铭弟卒病于成都，一病即烦乱如狂，詈人击人，不避亲疏。弟媳夙崇新法，率尔纳之于疯人院，镇静、麻醉、攻下，七日而躁狂益烈，又延他医诊治，始知因高热而致狂乱者，卒不及治而逝。呜呼！此亦阳明亢热也，辛凉解表当立愈，奈何失治若斯，而卒至于不起耶？川中一别，竟成永诀，回忆当年治迹，不禁感慨系之矣。

苏生曰：纯阳之体，机构健全，气血滑利，感邪不重，每能自愈，正盛则邪却，何故竟成不治之症？

师曰：过犹不及，抵抗而不能适度者，皆病也。大凡感邪太深，爆发太骤，神用偏亢，反应过疾者，皆能造成阳明。吾弟以精壮之年，而患重阳之病，邪壅不达，气盛不宣，于是奋张而为热，怫怒而为狂。医者不为开门逐贼之计，徒为闭户擒盗之谋，表愈闭则热愈高，热愈高则狂愈甚。病在表而攻其里，是为诛伐无辜；不宣其末梢之壅，而从事麻醉其中枢，是为隔靴抓痒。夫汗发在表，受命于中枢，中枢麻痹，则末梢之机能，亦随之而疲惫，安望其能自为调节耶？吾弟之病，不入疯人院则不死；任之不治，听其自然，亦未必死；召时医而与叶、王之法，则应手而效矣。言念及此，岂不痛心者哉！

苏生曰：因失治而致于死亡，医之过也。疯狂数日不解，神经错乱极矣，不治且危，而师言任之不治，听其自然，亦未必死者，何也？

师曰：疯狂者，神经错乱之象也。疯狂由于高热，乃被动之错乱，舍之不治，任其叫号，疯狂愈甚，用力愈多，猛烈之劳动，足以开表发汗。魄汗既出，则亢热自降，脑府平静，则颓然熟寐，得寐则神经症状自衰，又何有于谵妄？

夫狂风不终朝，暴雨不竟夕，久瀎者必嚏，久蛰者必启。高热缘于表闭，则疯狂乃致力于酿汗之呐喊也。阳盛之躯，必有正伸邪达之机。每见农村愚夫之患阳明伤寒者，疯狂谵妄，疑有鬼神，舍之不药，卒然渐愈，此体工自愈之力也。

苏生曰：然。阳明谵妄，有自愈之理，信夫铭叔之病，虽不药亦未必不治也。古人有不服药为中医之说，盖择医不精，难免谬误之失；守病辍药，犹有来复之机。医之疗病，除少数特效药，力能直接消除病原外，其余皆人身自疗之力也。壮实之人，抗力有余，正伸则邪达，常有痊愈之机。苟奋张太过，一往不复，则亢龙有悔，败亡可立至矣。孔子曰："壮之时，血气方刚，戒之在斗。"非谓不可斗也，御侮而起衅，以牙还牙，何尝不可争乎？只以方刚之年，暴动太烈，气盛好胜，一发难制，过刚则折，故有慎斗之戒。伤寒为正邪搏斗之行为，其理亦正相同也。夫刚壮之体，气盛血旺，激之则怒，拂之则亢，疾病之反应，恒多趋向太过。叶、王寒凉清解之法，年壮体实人之对证法也。譬如绥抚强项，约之以礼，说之以情，虽不能化狠戾而为恺祥，亦可以稍缓其刚暴之气矣。疾病之反应，每与年龄有关。壮者有余，怯者不足，是故刚壮之体，宁寒而毋温，壮年误温，每肇燎原之祸；衰老之躯，宜温而远凉，高年偏清，常有虚脱之患。铭叔以精壮之年，而患重阳之病，师言与清解即能应手者是也。

师曰：壮年有余，衰老不足，特言其常耳。药之寒热温凉，当以体质为标准，不当以年龄印定人目，须知襁褓之子，可温者实多，桑榆之年，宜清者亦有，此不可不知也。

苏生曰：阳明病，有太阳阳明、少阳阳明、正阳阳明，其区别何如？

师曰：太阳阳明者，开始抵抗，即见兴奋有余之象也。太阳伤寒，体气充实者，病从火化。火化者，机能兴奋，抗力偏倾于太过也。其病壮热烦渴，其脉洪大滑数。表气不宣者，其热愈亢；神经敏锐者，易于谵妄。若吾弟敬铭之病，亦太阳阳明之病也，稍稍抑制其兴奋，宣散其壅塞，则亦愈矣。

夫太阳为开始之抵抗，阳明为过烈之反响，除去太过，即为正常。是故表闭用辛，气盛用凉，表亢用甘，气刚用寒。辛甘诸味，为理表之专药；寒凉之性，乃寓意于制亢。一以治病，一以治人，泾渭不分，淆惑之由也。

大凡阳明之病，正伸邪达，得凉即和，不与服药，饮水亦解。仲景曰："太阳病发汗后，汗大出，胃中干，欲得饮水者，少少与之，令胃气和，则愈。"每见藜藿之人，卒病伤寒，燥热烦渴，求瓜果生冷不可得，乘人不备，偷饮冷水，而熯燥顿解，此亢势既平，即为太阳，太阳有自愈之理，故不药亦痊。今有壮实之人，卒病而为太阳阳明，医与叶、王辛凉解表之法，亢热稍降，医者以为得手，续清不已，则阳明亢热，一寒而为太阳，再清而为少阳，清之不休，则为少阴，其抗力未泯，卒起为最后之反抗，则为厥阴。病有初治得手，而终局不良者，固执成法之咎也。

苏生曰：然夫，矫枉不可过正，小效不可偏信。人身体质，可能转变；偏性之药，不宜长服。阳明伤寒，始为热中，清利太过，末传寒中。此医者因小效而遗大体，所谓一意治病，独忘其身者也。于今当闻少阳阳明之理，愿夫子教之。

师曰：有障碍而抵抗不济者，少阳也；有障碍而抵抗太过者，少阳阳明也。障碍不一，在阳明多为腑实。腑实者，胃肠壅实有滞也。凡体实而有障碍，气盛而抵抗有余者，谓之少阳阳明。

苏生曰：仲景《伤寒论》曰："太阳阳明者，脾约是也；正阳阳明者，胃家实是也；少阳阳明者，发汗利小便，大便难是也。"今夫子以腑实为少阳阳明，不亦有悖《经》旨乎？

师曰：仲景《伤寒论》之六经，以一经代表一种证候群，其经义乃证候之疗法也。吾之所谓六经，五段之六经也，利用六经名称，以为抗力表现之各种符号也。取名虽同，而用意各别。当须识此，勿令误也。

苏生曰：仲景《伤寒论》云：“阳明之为病，胃家实是也。”夫子以胃家实为少阳阳明，乃以有障为少阳，有余为阳明也。仲景注目在证候，故可下之证，尽归胃土；夫子注目在体力，故抵抗有余，皆曰阳明。此种区别，固属泾渭分明，然亦有不尽然者，愿得申其说焉。

夫腑实之人，糟粕内壅，秽毒充斥，痞满胀痛，谵狂烦热，下证既具，多成阳明。此阳明之造成，乃因障碍而起也。譬如驶车于轨道之上，平稳迅速，绝少颠簸，苟有巨石覆于当途，则车行疾至，必致震跃出轨，此项反常之激动，亦因障碍而起也。大凡障碍愈大，则冲激愈力，此物理之常也。是故腑实便闭之人，每能促成阳明太过之候，反之抵抗太过之人，濈然多汗，肠液消索，积滞郁蒸，亦能造成阳明腑实之候。此种征候与体力，固有难于分析之处也。

师曰：不然。少阳阳明，有障而抵抗太过也。虚而有障者，决不能造成阳明。凡称阳明，多是体实，稍有不济，即为少阳。彼气怯之人，满腹积秽，只是顿闷，寒凉久服，痛苦反失，此阴凝不通之候，岂可谓阳盛腑实之证乎？若谓腑实可成阳明，则烟客经月便闭，痞满胀痛，亦可谓阳明实证矣。

且夫腑实之候，非必承气之证也。腑实而体虚，宜用温下；腑实而气盛，宜用凉下。下滞之药，为去病之用；温凉之性，为疗人之方。一切征候，肇基于体力，解除痛苦，不可治病而忘人。须知征候只是征候，因征候而致左右体力者，未之有也。

大凡虚人易于停滞，凉药攻导，滞去病解，而体更虚。正气有限，攻伐无时，譬如磨砖，愈磨愈薄，譬如削蔗，愈削愈短。仲景寒凉攻下诸方，皆为气盛有障而抵抗太过者设也，得其平则已，过其度则害。古谚有言：上工治病，必先顾本。良有以也。

苏生曰：然则少阳阳明不可下乎？

师曰：既言阳明，即可用凉；既是有障，于下何禁？

苏生曰：阳明伤寒，何时可下？

师曰：有可下之体气，而见仲景可下之证候，则可下矣。

苏生曰：证候乃体气之表现，考察证候之表现，即可推测体气之盛衰。证候与体气，一而二，二而一也。夫证候为实有之现象，体气乃无形之推测。医之诊断，赖有征也，除去证候，何从识得体力？妄加臆断，不亦如盲者之为卜乎？夫子分体力与证候为二事，小子以为有惑。

师曰：证候乃局部疾病之表现，体气乃整个人体之能力。证候与体力，虽有密切之关系，然终是两事，不可合并而谈也。夫证候为诊断上之参考资料，体气为用药上之进退准绳。熟悉证候，即能知疾病之所在，了解体力，允可收翊赞之功能。譬如腑实便闭之人，而见潮热矢气、痞满胀疼之候，此为有燥屎，应下之证也。苟是气盛脉实，形充色华，即为可下之体；若是气怯脉弱，形羸色夭，显然不任峻下之体也。有可下之体，而见应下之证，则宜凉导；无可下之体，而有应下之证，则宜温通。下药攻滞，所以去病也；凉之缓亢，温之扶怯，所以调正也。各有所事，并行不悖，何惑之有？

苏生曰：然乎。治病有对证发药者，证候疗法也；有因人用药者，本体疗法也。清舒驰远著《伤寒集注》，附有六经定法，以一种假名（风伤卫，寒伤营，风寒两伤营卫，等等）统括数种证候，根据此类之证候，予以一种经验之方药，此所谓证候疗法也。舒氏以目瞑蜷卧、声低息短、少气懒言、身重恶寒十六字为阴病，张目不眠、声音响亮、口臭气粗、身轻恶热十六字为阳病。拈出本气，作为主脑，自谓深得嘉言之心传，盖亦夫子体气之说也。何以故？阳病者，气盛有余之病也；阴病者，气怯不足之病也。证候与体气，分别治疗，舒氏已发其端，今得夫子阐明之，其理愈彰矣。于是小子又有说焉。舒氏言本气，分阴阳二性，其凭借亦根据于征候；夫子言体气，在于征候之外，不识人身除却证候，尚有何处足资推敲耶？

师曰：有之。观察体力，宜合色脉。夫色者，气血之华也；脉者，脏腑之本也。疾病表现于征候，体力显露于色脉。观察征候，可知疾病之所在；参透色脉，可知体气之盛衰。西医有各种科学器械，足以探测多数脏器之能量。中医向无此种工具，其足以为冥索之对象者，大体为色脉证候而已。唯其缺乏协助诊断之工具，故幻想色彩甚浓，冥索之工夫，亦胜人一等。西医恃有诊断之工具，故其思索侦察之能力，日渐退化，一旦失去其所依赖之工具，竟至无从下药。譬如解除武装之军士，殊少作战之能力。此长于运用机械，而短于探测工夫也。中医治疑难复杂之证，善用反复推敲之术，即使疾病茫无头绪，亦能于证候色脉上，理解疗病之线索，而以逻辑归纳之方法，得一妥善之结论。世人不明中医真谛之所在，遽聆其言，似有玄虚之病，既服其药，遂生切实之感。此种抽象名词，都由千百年锤炼而来。医者经验学习，遂能得心应手，而有左右逢源之妙。此习之有素，原非等闲可得也。今有腑实便闭之人，色夭而脉沉，沉而无力，是气虚也。粗工腹诊，触得积粪，以为可攻，下之则洞泻不止。此重视征候而忽略色脉也。是勇于治病，而绌于谋人也。

《经》云：凡治病，察其形气色泽、脉之盛衰、病之新故，乃治之。又云：切脉动静，而视精明，察五色，观五脏，有余不足，六腑强弱，形之盛衰，以此参伍，决死生之分。古圣垂训，教人参合色脉，此根本之学也。是故熟悉证候者，可知疾病之所在。参透色脉者，可决死生之大数。《经》云：能合色脉，万举万全。旨哉言乎！

苏生曰：师曾言伤寒症结在肠，不可攻下，下之则刺激病灶。今师言阳明伤寒，有可下之体，而见仲景可下之证，则可下矣。昔言伤寒不可下为是，则今言可下者非也；今言可下为是，则昔言不可下者非也。夫子必居一于此矣。

师曰：皆是也。当伤寒之始，疾病之趋势向表，表未解而下之，轻则为痞满，重则为结胸。不可攻下者，以其有背自然之趋势也（伤寒之趋势以向表为顺）。迨夫邪势鸱张，肠疮腐蚀益甚，疮未敛者，不可下，下之则肠壁损伤，轻则出血，重则洞穿。不可暴下者，以其震激伤寒之病灶，此伤寒不可攻下之说也。

伤寒初期，新滞宿积，充塞肠胃，气机遏阻，满闷胀痛。当斯时也，可以一下，欲以剪除陈莝，勿令助桀为虐也。仲景曰："发汗不解，腹满而痛者，急下之；腹满不减，减不足言，当下之；脉滑而数者，当下之。”此言伤寒初期，有可下之脉症，即可下也。迨夫伤寒既愈，肠疮已敛，人体中之老废残物，堆积不去，郁蒸内燔，日晡潮热，手足濈然汗出，大便硬，小便自利，亦当下之，欲以浣涤秽浊，清除陈垢。此釜底抽薪之说也。仲景曰：日晡潮热者，属阳明，脉实者可下之。又云：有潮热者，此外欲解，可攻里也，手足濈然汗出者，此大便硬也，转矢气者，有燥屎也，乃可攻之，不转矢气者，慎不可攻也。此言伤寒末期，病灶已敛，留秽未行，有可下之脉症，亦可下也。此吾之所谓皆是也。

苏生曰：阳明伤寒有腑实之证，具可下之体，有一下而愈者，有数下不愈者，有愈下愈剧者，其故何在？

师曰：阳明伤寒，抵抗太过也，制亢以凉，白虎汤是也。伤寒病灶蔓延，腐蚀未敛，即有腑实之证，亦无峻下之理。其有宿滞陈积者，在上则宜消，在下则宜导，不可率尔妄攻也。必也具见仲景急下之证，所谓日晡潮热，濈然汗出，腹满矢气，脉滑而疾者，始可假手于一下，无此证而用此法者，非其治也。何以故？伤寒之热，朝轻暮重，初如阶梯上升，继如曲折横行，其为热也，无退清之时。今言日晡潮热，则是午前无热也，非复伤寒稽留之热矣。《经》云：日晡发热属阳明，阳明之为病，胃家实是也。阳明居中，主土也，万物所归，无所复传。濈然汗出，表证尽矣；腹满不减，里有滞也；矢气频作，积在直肠；脉滑而疾，腑实之象。此客邪既去，烬焰犹存，秽毒结集于一隅，故可一下而愈也。

苏生曰：亦有伤寒中期，壮热终宵，腑闭腹满，未至潮热，而得下亦愈者，此何说也？

师曰：伤寒邪未入腑，其热未潮，因得下而愈者，未之有也。伤寒之病灶，在小肠黏膜之间，下之不能铲除其病根，则其热必不退。苟其一下而幸愈者，必非伤寒也。何以故？人之伤于不洁饮食，邪滞郁蒸，壅于肠胃，每多酵腐而发热。浣肠涤胃，攻荡泻利，每可一下而霍然。

此为伤滞发热，即普通所谓胃肠病也。伤滞病灶在肠管之内，伤寒病灶在肠管之壁。肠内容腐败发酵，可下夺而愈；肠组织溃腐炎肿，虽数下不愈也。肠内容物，未至直肠而峻下之，则震伤病灶，迟其愈合之机，速其溃裂之险。譬如树欲静而风不息，宜乎愈下愈剧也。

苏生曰：阳明伤寒，邪未入腑，其热未潮，下之，其病虽不愈，然亦非无小效。何以故？师言攻下之法，易伤肠壁，表未解者不可下，必待邪已入腑，秽滞结集直肠，然后可下。此先哲所持下不厌迟之说也。然此种下法，仅以去滞为目的，窃谓病之用下，未必尽为去滞而已也。夫攻荡积滞，浣涤秽浊，此以下法排除有形之滞也。折逆制亢，清焚泄火，此以下法撤抵无形之抗力也。诱导腹腔充血，以冷静头脑之兴奋，此以下法为清法也。阳明伤寒，抵抗太过也。亢盛之病，下之非为去滞，欲以降低抗力，抑制兴奋也。是故高热谵狂，下之则神清。先贤谓温病下不厌早，以温热为有余之病也。夫子既以温病为阳明伤寒，则阳明之太过，未尝不可下也。夫子恣意于发汗，而独拘谨于攻下，人将讥师道之狭矣。

师曰：恣其所当恣，谨其所当谨，吾道狭乎哉？吾闻之，医之用药犹用兵也，兵之作战有所为也，为其所当为，是曰得之。其不然也，覆亡随之。攻下之法，固然具有降低抗力、抑制兴奋之效，此必肠胃无恙也。不然投鼠忌器，必有偾事者矣。

夫贲、幽、阑、魄，胃肠之四门也。伤寒病灶，寄托于幽、阑之间。焮肿溃腐，宜静而忌动，喜阖而恶开。新滞在胃，可消不可下，积粪在肠，可导（外导）不可攻，不欲直接刺激肠膜也。伤寒之初，病灶未成，伤寒之尾，病灶已敛，有下证，或可一下，此外伤寒病，绝对不可下矣。何以故？攻下者，斩关夺门，冲墙倒壁，以泻利为事也。泻利之药，自上至下，洞彻四门，非仅专启一门而已也。《扁鹊心书》云：“《内经》《伤寒》，无转下之说，仲景立许多承气汤，使后人错用寒凉，杀人于顷刻。”引为痛心疾首之事。夫邪在堂而攻其室，岂能免池鱼之殃？《传》曰：晋不可启，寇不可玩，纵师伐虢，虞不腊矣。此之谓也。

苏生曰：伤寒肠病也，宿滞蓄积，足以刺激肠壁，足以摩擦病灶，可能为细菌附丽之资，可能为邪体培养之基，是闾巷之匪也。攘外必先安内，因循优容，终有萧墙之祸。曾见病伤寒而便闭者，医者但与外导，不敢攻下，热势不解，驯至谵妄，一再迁延，幸而渐愈，频下积粪，容量之多，倍于平时。此留滞失下之明证也。设早下之，何致危笃若斯？医者谨守伤寒宜静忌动之训，惕惕于攻下，又何异于因噎废食乎？小子以为可商。

师曰：否。伤寒病灶未敛，绝对不可下。孺子未明伤寒解剖之理也。伤寒之肠，炎肿扩张，孔道缩小（大凡急性炎症，组织多充血而形肿。内脏炎肿之情形，不可目睹，试观眼膜发炎者，眼睑焮肿，其目眶缩小，如成一线，难于张大，可以为证），病灶以上之固体积滞，因炎肿之处，孔隙狭小，不得遽下，遂逗留蕴郁，而为痞满。此时而欲强下之，则刺激其病灶，徒增懊侬而已。小女厚初，病夹食伤寒，壮热胸闷，苔垢嗳腐，数日不更衣，以为可下，下之终不可通，恍然知肠道臃肿而窄小，新停之积，不易通过也，遂与藿、朴、夏、陈、鸡金、枳壳之类，以减少其酵腐之机，迨夫炎肿渐消，宿滞顺流而下，毫无阻碍，容量之多，数倍往时。绝食既久，骤得如许积粪，自有骇怪之者矣。用下法以抑制亢奋，不得应用于伤寒者，下药必经肠道，肠道不耐峻攻时，则有所顾虑也。昔仲景有慎下之文，反复叮咛，岂无谓哉。

苏生曰：甚矣。临床诊疗，人与病，不可偏废也。综合与分析，必须互参，失其一，不足以言工也。制亢以寒，折逆以攻，体气疗法也。知清下而不知顾虑其病灶，是知人而不知病也。中医注意体工之反应，西医从事病原之探索。中医唯知消灭证候，甚少追本穷原，故有寻枝摘叶之讥。西医偏重病原疗法，每多遗忘本体，故有买椟还珠之诮。知病不知人，知人不知病，其失一也。少阳阳明，有障而抵抗太过，障而为滞，必待邪已入腑，其热已潮，然后可下。小子已稔之矣，原闻正阳阳明之说。

阳明下篇第十四

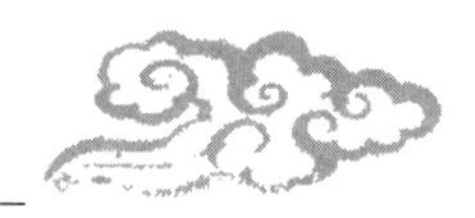

师曰：阳明伤寒，抵抗太过也。正阳阳明者，两阳合明也。一阳已足为明，今云两阳合明，则是阳明过彰也。阳之施化，昌明有为，自能应节，随感而兴，有铢两悉称之妙，功成而藏，无嚣张恣肆之咎。若夫阳用太过，至于不能自制，则亢而为害矣。譬如抗战已胜，顽敌新降，士气暴伸，欢舞猖狂，嚣张混乱而不得复员也。其病大热大渴，大汗出，脉洪大而实，仲景主用白虎汤，盖抵抗太过，兴奋太甚，可一清而愈也。

苏生曰：清法所以抑制人体之兴奋也，所以调整体工之偏倾也。伤寒为有机之邪，岂能一清而愈哉？

师曰：阳明伤寒，气盛有余，特效之抗体已生，老残之菌素已衰，此时之兴奋乃自身之有亢。譬如顽敌新降，积郁暴伸，军自为政，纵横妄行，此国令之不修，无复外寇事矣，故可清而愈也。

苏生曰：阳明伤寒，邪降而正伸，正伸而妄行，则清之可愈也。若邪未伏而正已亢，清之可愈乎？

师曰：阳明伤寒，邪未伏而正已亢，清之则亢平，抵抗乃合度，则为太阳伤寒。何以故？阳明得清，则为太阳，病虽未解，已孕转愈之机。扶持太阳，长为合度之抵抗，则终可愈也。太阳不当清而清之，则又入少阳矣。清法所以折其亢也，亢平即已，不可过也。

苏生曰：寒凉之性，用以制亢，所以治人也；寒凉之药，用以消炎，所以治病也。伤寒肠炎也，芩、连、栀、翘，多能消炎，寒凉之药，亦足愈病。曾见久服寒药者，未必皆成少阴之证也，愿夫子祛其惑焉。

师曰：寒凉之性，只是医人，不能疗病。炎症而可以寒凉治愈者，未之有也。寒以疗热，无热而久服寒凉者，其人为颠乎。伤寒肠炎，有机之邪内激也，激原不去，其炎不消。寒凉之药，足以消炎，则芩、连、栀、翘，将为伤寒之特效药矣。此而可信，孰不可信？

苏生曰：寒凉之药，虽未必能消除伤寒之病原，然亦有适用于治病者。内脏之炎症，不可目睹，今以疮疡为例。疮疡之发，阳证曰痈，阴证曰疽，阳痈多热而可清，阴疽多寒而宜温，此疡医之法律也。今有患痈者，秉体孱弱，而患处焮肿疼痛、潮红灼热，此急性之炎症也，人皆以为可清，夫子将以为不可清而独可温乎？

师曰：用寒用温之机，一视体气盛衰而施。局部充血有余而全身不足者，吾不为清也。清法所以抑制兴奋也，兴奋而有所为者不可清也。体弱而患疮疡者，温托之而已，疏导之而已，温之不暇，何况清乎？

夫炎症者，具有红肿热痛四大主征而引起官能障碍也。无风不兴浪，无激不发炎。激也者，发炎之源也。发炎者，组织对付有害物质所起之反动也。其为炎也，欲以排除障碍之物也，欲以消灭有害之菌也，欲以拘困邪毒，令其限局于一部，勿使蔓延他处，盖有所为而发也。不去其激原，而欲从事于消炎，何异于刻舟求剑乎？疮疡之发，或因菌毒内蕴，或缘经络壅滞，皆有对症之方，若非抵抗太过，未许恣投寒凉。何以故？急性炎症，早晚必治，所以然者，人体有自疗之能也。不当清而妄清之，则急性转为慢性，早期可愈者，转为淹缠之证，阳痈而致于溃腐坏死，延不生肌者，皆妄清之咎也。子谓寒凉之药亦足以消炎，则一切焮肿热痛之疮疡，应可以冰砖窨遏而愈矣。

苏生曰：伤寒肠壁炎肿过甚，古方有芩、芍清泄之法，意欲消灭其局部之炎肿，亦薄惩之道也，夫子以为何如？

师曰：伤寒肠炎，炎势过甚，只宜宣发，不可妄清。诱导局部有余之血气趋向于表，则里壅自平。此攻魏都以纾赵困之计也。清寒太过，组织活动静止，充血转为郁血，循环不利，则机能不彰，自疗机转消失，则溃腐不敛，是适以资邪耳。血液运行，温则流畅，寒则凝涩，局部之凝瘀不化，则肠膜之郁血，愈聚愈多，臃肿脆腐，宛如腊肠，稍一震动，每致损伤，以寒凉为消炎之图者，不过冻结其病灶，麻痹其抗力而已。譬如敌人，有胁迫之行为，我人不加抵抗，而只谋妥协，是贪一时之苟安，而罔顾大局者也。

苏生曰：善夫。伤寒之发炎，有所为而然也，发炎而为有利之机转，则是善意之炎也。炎而太过，诱导疏散，胜于直清多矣。炎而不足，温煦之法，亦在所必用也。伤寒发炎，邪机刺激使然也，凉药既不能直接铲除其病原，即无法消灭其炎肿。循环以滑利为尚，冻结其病灶，麻痹其抗力，是自坏其长城也。炎症不可妄清，小子已喻之矣。西药配尼西灵善消一切炎症，其效用胜过磺醯胺制剂，风行全世界，所谓炎症特效药也，夫子以为可取乎？

师曰：发炎为病象，而非病原，病原不一，以一药而能消除诸般病原者，吾未之闻也。配尼西灵，霉菌制剂也。霉菌所在之地，力能阻止周围细菌之生长，利用霉菌制剂，足以收制菌之效，此近人之新发明也。然配尼西灵仅可抵制较多种之病菌，对于人体亦非绝对有利者，初不足以应万病也。即如伤寒杆菌，已难胜任愉快，世岂有万能之药哉？譬如沙埃入目，摩擦而为赤肿，其为炎也，乃器械之刺激也，不去其沙埃，虽日服配尼西灵，安在见其有灵也？烫伤而烂，冻伤而肿，其为炎也，高温低温之刺激也。高温低温之中，细菌生存不易，其为炎也，乃生理之反应，亦无取于配尼西灵也。

苏生曰：先哲有云，疮疡之症缘起火毒。《经》云：“诸痛痒疮，皆属于火。”寒凉之药，所以清火也。炎肿由于火毒，则寒凉之药，所以清其炎原也，不亦可乎？

师曰：吾子所谓火也者，木薪之火欤，燃煤之火欤，或为雷电霹雳之火欤，抑为夜露苍茫，磷磷之鬼火欤？人之为肉体，足以包藏祸火者，吾不知其为何火也。

苏生曰：火也者，象词也。《经》云：“诸热瞀瘛，皆属于火；诸躁狂越，皆属于火。”所谓火者，言证象之偏于兴奋也。焦思熟虑，曲运神机，至于口糜舌疳，烦懑失眠，此有意识神经兴奋也，则曰心火；头痛掉眩，瘛疭搐搦，此无意识神经兴奋也，则曰肝火；善食易饥，消化器官之亢进，则曰胃火；阳强易举，生殖器官之兴奋，则曰肾火。火也者，象词也，非直有火也。凡证候之偏于激进者，都曰化火。此中医之术语也。

师曰：若然，则火之为词，亦体力反响之象征，不足为发炎之激原也明矣。先哲曰："水火者，阴阳之征兆也。"体强而抵抗太过者，病从火化；体弱而抵抗不足者，病从寒化。《经》云：气有余便是火。气者机能也，机能妄用，至于亢极，即是火象。景岳曰：气不足便是寒。寒者，机能衰弱也，非真有寒也。饮冰而肠寒，言肠机能因寒冰而麻痹，非肠内寒冰犹存也。寒化火化，乃体力之表现，非是证候事也。若谓证候偏于激进，即是化火，则冻疮焮红发热，将谓为有火乎？

苏生曰：如我解师所说义，无有邪火可为病原，亦无有实热足资内燔。水火寒热者，乃体工兴奋衰退之别名，非真有火邪实热也。温凉之药用以调整体力，师已数数言之矣。然纯寒用温，纯热用清，其理易知也。至于寒热错杂之症，常取温凉并用之方。窃思热而兼凉即不温，凉而兼温则不清，譬如冰炭同用，不成其为冰炭，此理之所不易解也。

师曰：医之用药，或用以消除征候，或用以扶掖体力。征候有余，而体力不足者，应用消除征候之专药，更当兼用驾驭元气之药，以为之君，此标本兼顾之道也。譬如肺炎，高热多汗，咳呛气粗，胁痛顿闷，形瘁舌白，而脉细数，此证候有余而体力不足也。法用麻黄开达肺气，协助自疗之机转；石膏抑制分泌，消除病灶之炎肿；佐以薤白、瓜蒌、芥子、杏仁、紫菀、郁金之属，各以其所长，消减并发之征候。凡此者，所以治病也。附子扶阳，枣仁强心，半夏温胃，牡蛎行水，鼓舞细胞，协力歼敌，所以疗人也。温凉并用而不悖，其趣异也。

苏生曰：附子热药也，石膏寒药也，温凉异性，并用则失其性矣。沸水入冰，则为温水，未闻寒热足以并立也。夫左顾者必失其右，前趋者必虚其后，寒热之效用，不得而并存，欲取附子之热，又何须石膏之寒乎？

师曰：悉乎哉问也！此中医之所长，自非颖悟，岂能窥见其中奥妙哉？医之用药，如持权衡，气味性质，皆须推寻。附子、石膏同用，一以扶阳，一以制炎。附子之温，固可减低石膏之凉，然不能消除其制止分泌之功。体虚而炎势过盛，重附而轻膏，仍是温壮之剂。阳明伤寒，全身抵抗太过，而心力不振。千金越婢汤，石膏与附子同用，一以制亢，一以强心。石膏之寒，已足抵消附子之温，然附子虽失其热，而不减其强心之用。气盛而心盛者，用寒多于用热，亦不失为清凉之方。大凡药性寒热，可因朋侪之同化而变易其个性，然药味之本质仍能各个发挥其特效，此复方之妙也。

苏生曰：小子已喻乎寒热并用之义矣。药之四性所以疗人，药之五味（五味非味觉上之差别，乃药效上之差别）所以治病，一药具备数味即是兼有数种作用。热药兴奋，小凉监之则不僭；寒药凝着，小温佐之则不滞。此调和药性，使其适合人体也。一药有一药之作用，发挥其特长之作用以收效于治病，此所谓对证发药也。寒热并用，或寓监制之意，或具反佐之能，或取味而遗性，或革性而存用。热多寒少，不失其为温；寒多热少，不失其为凉。更多更少，取味取性，医者之权衡也。

师曰：药理之妙，不过性能二字而已。善用四性之药者，可使体工无偏胜之患；熟悉药物之能者，可收药到病（病指病症而言）除之功。彼铃医以某药治某病，是深知单味药物之特效也。大方医家，审察虚实，辨别阴阳，随宜而处以复方，则是治疗疾病，而又能调整体力也。苟知病而不知人，取味而遗性，是曰失之。

苏生曰：阳明伤寒，抵抗太过也。亢者可清，是正治也。小子侍夫子有年，鲜见夫子重用寒凉，岂今人体质薄弱，可凉者鲜乎？窃闻人言："夫子以擅用附子，而有祝附子之名，犹景岳赏用熟地，而有张熟地之誉。物常聚于其所好，故虚寒之病，每集于夫子之门，此所以成其偏也。"斯言也，小子未敢卒信，又未能无惑。夫人体虚实不同，各如其面。仲景伤寒，阳明居多，寒热温凉，犹四维也。夫子阙焉，小子将何以为宗？

师曰：医之所宗，求真而已，得其真者，无法不宜。故善理虚者，必能治实，能用热者，必能任寒，举一隅而三隅反，夫何阙焉？

今人体质，纯阳者少，可温之证多，而可凉之证少。人第知吾擅用附子，而不知吾勇于任寒也。井蛙之见，岂足以喻沧溟之大哉？民十一年，余悬壶成都，有府街刘老者，已古稀之龄矣，卒病伤寒，壮热烦渴，六脉洪实，谵妄无度，不可终日。医皆虑高年气衰，不敢任用峻剂。余重与玉女煎，去牛膝，加犀、羚各三钱，一剂知，再剂已，数日而痊。阅十余载犹见其独步街头，腰脚弥健，计已耄耋之年矣。若斯禀赋，实为稀有者也。有是体，始用是药。吾非不用寒凉也，特以今人体质浇薄，宜温者多，可清者少。温其所当温，不足为病。浅薄之流，讥吾有偏，非知我者也，吾何患焉？

苏生曰：师言今人体质浇薄，宜温者多，可清者少，何所见而然也？

师曰：今人体质浇薄，由来久矣。《经》云："上古之人，春秋皆度百岁，而动作不衰。今时之人，年半百而动作皆衰，时世异耶，人将失之耶？岐伯对曰：上古之人，其知道者，法于阳阴，和于术数，食饮有节，起居有常，不妄作劳，故能形与神俱，而尽终其天年，度百岁乃去。今时之人，不然也，以酒为浆，以妄为常，醉以入房，以欲竭其精，以耗散其真，不知持满，不时御神，务快于心，逆于生乐，起居无节，故半百而衰也。"《内经》为秦汉时隐贤伪托之作，所谓今人，应是秦汉时人。秦汉体格，去古已远，今人禀赋更薄，斫伤更甚，虚多实少，彰彰然也。大凡壮实之人，能受清药；虚怯之体，只宜温养。余治医三十年，习见可温者十之八九，可清者百无一二。缅怀古风，能无慨然？

苏生曰：人类愈进化，则体质愈退化，此大势之所趋也，岂医者所能为力哉？

师曰：不然。扶羸益弱，医者有重任焉。夫人身之体质，禀于先天，成于后天，讲求胎教，慎择配偶，此优生之学也。外避六淫，内和七情（不适于人之气候，皆曰六淫；不适宜之情感，皆归七情），洁其食，任其服，起居有节，劳逸有时，此卫生之学也。先天体质之退化，远在祖先；后天卫生之方法，端在自爱。指导优生之法，阐明卫生之道，祛除病痛，保障健康，此医者之事也。人不能无病，病可使强者弱而寿者夭。医者去病扶正，可使弱者强而夭者寿，逆流挽舟，所谓良工也。今之医者，不明扶抑之理，虚虚实实，削人元气，遂令强者弱而寿者夭，此造化之罪人也，可叹孰甚。且夫温以扶怯，寒以制亢，此一定之理也。时医喜用清法，惯便寒凉，呱呱坠地，五内犹虚，谬曰解毒，哺以三黄，譬如萌芽，惨遭风霜，可怜襁褓，稚阳先伤。至于以疮疖为胎热，以痧麻为可清，不问体质，侈言治病，病去正伤，人所不知也。是故幼龄根基，迭遭摧残者，则壮年不复，多致内怯。不观夫乡村顽童，少尝汤药者，体多壮实；富家之子，医药不辍者，动辄多病。此何故哉？爱之不得其道，适以害之也。伤寒为正邪殊死之战，元气不得不偾张努力。医者以为温是阳邪，始终用寒，正日馁则邪日张。强者延期而幸愈，虽愈已弱；弱者因逆而致变，因变遂夭。孰令致之？时医妄清之咎也。若辈削弱先天，斫伤后天，小则伤及于元气，大则贻患乎民族，流毒所致，惨比刃戮，医犹不悟，何况其他？呜呼哀哉，夫复何言！

苏生曰：激乎哉吾师之言也！小子以为有过。今人体质不若从前，此不过想象之词耳。燕辽有壮士，田野多犷夫，群草靡靡，岂无独秀？今之医伤寒者用凉多于用热，法之不良，其传不广，自有成效，乃克风行。今之病者服凉者多，服热者少，医之用药偏清者十有八九，崇温者十仅二三，于以知伤寒患者必多宜凉之体。不然其传必不广，其法必不行也。西书云：伤寒之邪专侵壮实之人，壮者气盛，多阳明，阳明太过，有可清之理，时师偏凉，固未尝有误也。海上医家宗清法者，享名最高，诊务最忙，桃李门墙，蔚为一党，反顾推崇温法者，寥若晨星。荀子曰："良医之门多病人。"《史》曰："名不虚立，士不虚附。"夫子从而黜之，此召谤之道矣。

师曰：吾非嫉凉，亦非崇温，求真而已。君子朋而不党，学问无畛域，服理而已。医何事耶？可以叛真逆理而徇俗乎？悠悠之谤，吾何害焉？

伤寒之病非专侵强者，不过恃强而豪于食饮者，多一受病机会而已。伤寒邪从口入，谨于食饮者，必少受病之机。几见壮年医师、妙龄护士，周旋病榻之间，而多受传染者哉？且夫阳明伤寒抵抗太过而用清法者，不过去其亢势而已，亢平即已，岂可始终用寒哉？

苏生曰：时医好用清药，其必习见清药之好处，苟用清药而多弊窦者，必不再用清药矣。然而偏清者，踵趾相接，今古一辙，是何故哉？

师曰：时医之好用清药者，尚时也，徇俗也，欲以沽名也，意在贸利也。清药之弊，时医非不自知，知之而不能卒改者，积重难返也。

苏生曰：敢问何谓也。

师曰：仲景治伤寒，温、凉、寒、热四法俱备。自有温病之说，世风大变，竟谓南方无真伤寒，有之，皆温病也。温为阳邪，宜寒宜凉，于是清法大时，医有终其身不用仲景法者，而叶、王、鞠通之方则无不熟读。靡靡之风，举国尽然，稍有异见，便无声援，医阀当道，炙手可热。时医偏好用清，尚时也。

病者不自知医，仅知有热当清。轻凉之药，颇亦小安，不见其害，以为有功，名家云然，昧者亦云然。时医投其所好，徇俗也。

阳明伤寒，躁烦狂热，白虎犀羚，一清可愈，原无足张皇也，而医者夸大渲染，认为险逆，非曰防变，即忧不测，一纸扳药，方出先贤，射而有中，即成大名，其不效也，亦无怨尤。病家称颂医者眼力之高，医者益嘐嘐自负。时医以清药求一逞，欲以沽名也。

伤寒之为病，人身有自疗之机转，西医治之三旬可愈；听其自然，三旬亦可愈；依吾法治之，不足两旬可愈也。时医治伤寒则不然，先之以危言，远之以愈期，逐日处方，巧言如簧，但求无过，不欲有功。几味疲药，始终拖延，一病数月，积方盈寸。强者磨折而弱，弱者延久而变，幸而不死，已濒油竭灯干，多方调治，终是弱不禁风。病者死里逃生，而医者囊橐满矣。时医以清药延误病机，意在贸利也。

时医阅历甚多，熟知清药之好处，亦未尝不知清药之坏处。只以时风所尚，庸俗所尊，惑于沽名，热衷贸利，虽知清法不宜，仍然将错就错。三焦九传，营卫气血，逐证处方，依样葫芦。辛凉起首，至于苦寒，病机愈深，措辞愈严，心知其非，而卒不能改。良以开首用清，不便中途易辙，明知不当，只能一清到底，迨至垂危虚脱，勉加参须之类。江心补漏，又何益哉！总是学问不到，真理未明，遂至以妄为是，积重难返，享名愈高，杀人愈多，劫运如此，可叹孰甚！

苏生曰：寒热温凉，各有好处，好处在乎疗偏也。疗偏者，致乎中和也。偏去而仍用偏药，则失其中矣。偏清偏热，厥罪维均，师何重于彼而忽于此耶？

师曰：不然。凉药阴柔，隐害不觉；阳药刚暴，显患立见。好凉药者，如亲小人，日闻谀言，鲜知其恶；用温药者，如任君子，刚正不阿，落落寡合。凉药之害，如小人之恶，善于隐蔽；热药之祸，如君子之过，路人尽知。《易》曰：君子之行淑，小人之行慝，君子道长，小人道忧。譬如水火，水寒火热，犹药之有温凉也。水懦弱，愚民狎而玩之，则多死焉；火刚烈，良工利而用之，则多成焉。水能死人，而人不知畏；火有殊功，而狎之者鲜。亲水而远火，避淑而就慝，人之常情也。阴寒之药，其害不彰；热药之患，人所共戒。吾于寒凉之祸，斤斤重致辞者，亦古人慎柔远佞之意也。

苏生曰：吾师斤斤以寒凉为戒者，以寒凉之性足以伤正也。小子以为未必尽然。夫平性之人骤服大凉，诚有寒中之弊；其惯服凉药者，虽服凉多剂，鲜见其害。何以故？人体有适应环境之力也。夫嗜辛味者，虽食姜、椒，不觉其辣；习冷饮者，虽喝冰水，不觉其寒。习惯成自然也。酒能醉人，而豪于饮者，百杯不醉；鸦片有毒，而嗜瘾大者，甘之若饴。所以然者，习之既久，自然产生抗体也。常情如此，医药亦何独不然？配尼西灵，近代杀菌消炎之专药也，用之有灵、有不灵。发明者解释药效不彰之理，曰："医用小量配尼西灵而频服之，人体血液中即产生一种抗配尼西灵体，此项抗体既多，虽顿服大量，亦无殊功云。"若然，频服浅凉薄寒之剂，人体为适应环境，亦必产生抗清之体，人体而有抗清体，则清药不足为患。伤寒病人，久服寒凉，不见其患者，身内有抗清体在也。夫子以为寒凉必能伤正，毋乃有先入为主之见乎？

师曰：恶，有是理哉？抗清体可以愈伤寒耶？抗清体不能愈伤寒，何贵其有抗清体耶？以凉药求抗体，从而求其愈伤寒，何其所持者狭，而所欲者奢也！夫配尼西灵，疗病之药也。疗病而不为人体所喜，则生抗体。不为人体所喜，而不能及时产生抗体，则为中毒（针服配尼西灵，曾闻有卒毙者，非药之不能杀菌，乃身体无适应之力也）。寒凉之药，用以疗人，得其当，则化暴为驯，不得其当，则害人伤正。有抗力，始能产生抗体，抗力不足，又复清之，则愈清愈怯，安见其生抗体耶？

且夫伤寒无特效药，愈伤寒者，吾人自己所产生之伤寒抗体也。一切抗体，皆由人体总力所产生，人体因受邪体攻击，不得不以总力相周旋，若非抵抗太过，而率投寒凉，是分散其总力也，是正欲兴而又抑之也。寒药不能愈伤寒，而欲以寒凉之药诱发与病无关之抗清体，岂非多树一敌乎？夫外侮方亟，而内有掣肘者，多致偾事。昔岳飞抗金，胡虏丧胆，而奸佞主和，诬害忠良，锐势不用，遂令前功尽弃，此千古恨事也。医药又何独不然！

苏生曰：寒凉之性，纵有抑遏正气之弊，然未尝无缓和病邪之利。譬如鸦片有毒，却能延缓肺痨之进行，是其弊之所在，正其利之所在也。凡是急性热病，服寒凉之药，其征候即逐渐缓解，足征寒凉之性，亦可缓和疾病之进行也。由是而观之，则寒凉之药，有弊亦有利，固未可厚非也。

师曰：不然。药之四性，其对象在人，药而能减除、缓和疾病之进行者，即为特效之药。鸦片之延缓肺病，以其有麻醉镇咳之功也，减少刺激，使肺气得以苏息，则病之进行可缓，非真能缓和结核病菌也。一切急性热病，服凉药而症状缓和者，乃正气因凉药而缓和，非凉药缓和其疾病也。何以故？证候乃正气反射之表现，缓和其反射作用，则其表现之证候亦自缓和矣。譬如伤寒发热，服凉药以缓之，则抗力稍抑，其热略和，寒凉不能除病邪，则刺激未去，其热又起。设寒凉之药足以缓和病邪，则病邪于接受缓和之后，不当再燃。此理易知，奈何不思之甚耶？

苏生曰： 诚如夫子言，寒凉之药，只是缓正，不足疗病，然伤寒疗法，崇清者多，习温者少，此是事实，无可曲辩。医之成名，非可躐等，自有业绩，令闻乃增。小子不才，无以窥清法之妙理，然再三推敲，清法固自有其优长之处。愿夫子恕其固陋，请毕其辞，而垂教焉。

窃谓汤药治病，仅是疗法之一种。吾人施治方针，无论其为治病或为疗人，无论直接治疗或为间接诱导，总是从形质上着想。彼时医惯用寒凉，在学理上似有可訾之处，然临床之收获则远出于高谈学理之上。所以然者，时医善用精神疗法，超乎形质之外，而默收治疗之功也。

夫组织变化，机能失常，形质上之疾病也；空虚失望，忧虑伤感，精神上之疾病也。形质有病，足以唤起精神之不安；精神之不安，每能增加疾病之恶化。医者岂但治病，亦须了解病人之痛苦。《经》云：“上古治病，唯其移精变气，可祝由而已。”又云：“粗工治形，上工守神……以药治病，是曰下医。”此皆推重精神疗法，以无形胜有形也。

大凡精神安定者，自疗之机转趋向有利，反是者逆。医者必须把握病人之心理，使其心悦诚服，不仅获得信仰，抑且可以利病。夫伤寒之为重病，人所共知也，历来死亡记录，伤寒占其大半。病人不幸而染伤寒，虽在强年，已自惴惴，邪势方锐，正气激昂，求愈之心愈切，反应之迹愈彰。病人之心理，以安静为有效，不知发热乃有所为也，只求纾解其痛苦，不知征候乃正气之反射也。吾人自卫作用过彰，其不良之象征每能引起精神之不安。寒凉之药疗病不足，缓正有余，凉药有缓和之用，寒药具制动之能。人之自疗机能，欲其缓缓发展，不宜操之过急。伤寒为顽强之邪，纵使正气偾张，亦未能一鼓成擒。古人谓：能战者善养其气。故云:“一忍可以支百勇，一静可以制百动。”寒凉缓正，以御躁妄，诚有制之师也。《兵法》云:“避其朝锐，击其暮归。”治伤寒亦犹是耳。与其奋张而无效，曷若和缓而待机。伤寒之邪，三旬而老，待其自老而愈之，此不战而胜之道也。

时医有识此种理解，投以轻寒薄凉之剂，以抚辑正气，使其经过平稳；缓和征候，使其痛苦减轻。虽未愈病，已自快适，审慎待期，终可渐瘥。

病之求医，求纾解其痛苦、保障其生命也。疾病为死亡之阶，医药乃生命所寄。病者之视医师，犹久旱之望云霓也。医者而能把握病人之心理，慰之以温情，许之以必治，信仰所至，药效自增，此暗示之力也。世人对于伤寒一病，同具严重之感觉。病人自觉内烧，医言可清，虽未处方，先得默契；病人深虑不支，医言无妨，纵使延期，亦已心甘。寒凉之药，颇能小安，些微之收获，已足安定精神而有余。病人明知伤寒非速愈之病，医者但能随时顿挫其证候，缓和其痛苦，则病人心理上有所依恃，虽或不中，亦可得顺候而愈也。古者巫、医并列，巫之祈禳，求精神上之慰藉也；医之治疗，除形体上之痛苦也。迷信鬼神，而亦能奏效者，暗示之力也。病人信医，胜于信巫，祈禳可以安精神，而况胜于是者哉！医分十三科，首列祝由，医字从巫，其义可知。李中梓曰:“医者当不失人情，盖戛戛乎难之矣。”程子曰:“为学全要识时，不识时不足以言学，医而不时，虽工不能致其用。”《语》云:“道无术不行。术也者，所以行其道也。”是故临床应对，必须揣摩病人之心理。立论过高，使人茫然；其方不时，众必咻之。伤寒，重病也。病重者晏愈，人同此心，心同此理。夫子必欲劫令早愈，求功不足，招疑有余。夫旬日而愈，病轻可知，畏汗怕温，人之常情。夫子虽有卓荦之理，然一齐不能敌众楚，将何以为工乎？

彼时医善观气色，娴于词令，谦恭有礼，蔼然可亲，博涉知变，多诊识病，微言必中，预测若神。其处方也，轻灵入时；其用药也，简易和醇。愈病虽迟，而和谐平稳；立论通俗，而深得人情。此所谓超乎形质之外，而默收治疗之功也。时师之收获，优于良工，夫子将改弦易辙乎？

师怫然而言曰：薰莸不同器，忠佞不两立。不义之获，君子耻之；背真徇俗，吾不为也。宁使少获，务求心安。将欲易辙，何待今日？古人有言，医为仁术，术之所贵者，仁也。时医敷衍宕塞，以术得人，虽有弋获，未免伤德。违心以延病，非仁也。术而不仁，于医何有？以术自鸣，不如为巫。医之成名，自有机缘。声誉学问，截然两事。眩于盛名而生摇惑者，妇孺之见也。利用精神疗法，诚然有利于治病，然非可一概而疗也。大凡病因精神不安而致肉体痛苦者，则可用精神疗法，所谓一怒可以解百郁，一喜可以散百愁。情志之不调，原非合欢、忘忧、六芝、五石所能治也。其因形质有病而引起精神不安者，若不去其病灶之刺激，必难解其痛苦之存续。譬如盲肠炎之腹痛，胆石症之胁疼，此机械之刺激也，纵天师再生，亦不能祝由而愈也。伤寒为有机之邪，暗示有所不受。寒凉缓正，只可苟安一时。正气之愤张，虽不能一鼓而擒伤寒之邪，然自疗之机转则因之而旺盛，抗体之产生则因之而滋长，正气伸而邪气却，则疾病之过程因之而缩短。抵抗有余，终强似抵抗不足。寒凉之药缓和正气、抑制有余也，人之患病岂能始终有余哉？迷于小得，恣投寒凉，均势一失，终必大误。吾人生于阽危而死于逸乐，治病而只图以无关紧要之快适，以取信于人，此犹掩耳盗铃也。

且夫暗示之效，只可欺蒙于一时，旷日持久，信心必摇，痛苦不解，怨尤必增。精神明慧之时，犹或慑于盛名，惑于词令，及其昏聩，虽有巧辩，不过麻醉其家人而已。以寒凉约束正气，使其困惫而死，譬犹壮士不死于疆场，而瘐死于狱中也，不亦冤哉！治病不知依循正规，反欲乞效于精神疗法，犹乡愚舍药石而问鬼神也，庸有济乎？

彼时医处方以轻灵为通俗，以寒凉为平稳，侈言病变，预谋卸过，伪作谦和，故示审慎。用药维轻，用术维精，嘘寒问暖，若有同情。成则居为己功，败则诿诸天命，可以欺妇孺、骇庸俗，乌足以受大命？

《日知录》曰：古之时，庸医杀人，今之时，庸医不杀人，亦不活人，使其人在不死不活之间，其病日深，而卒至于死。所谓时医者，以不杀人为贤，亦慨乎言之也。

《易》曰："无妄之疾，勿药有喜。"言抵抗适度，病有自愈之理，可喜勿药也。有自愈之理，而使服疲困之药，则不妄者反为妄矣。故又曰："无妄之药，不可试也。"今人一病伤寒，偏服无妄之药，以一身而兼受药病之夹攻，幸而不死，已同漏网之鱼。然病人犹以久延幸愈为满足，引历经险变为可庆，不知伤寒无必死之理，其治之而愈者，多属不治亦愈者也。

时医雅擅词令，巧于诡辩，纵有隐害，人莫能知。文过饰非，大奸若忠，呜呼！此张禹之所以亡汉，李林甫之所以亡唐也。

医之为工，欲以除疾病、保性命，而登斯民于寿域也。因术彰道，固未可厚非，然尽恃术法，则医道反掩。吾人但当服膺真理，崇尚实学。若以诡术玩弄人命，而冀有获者，此医门之贼也，二三子，其鸣鼓而攻之可也。

苏生曰：诺！夫子之训，深切时弊之论也。小子不敏，敢不勉勖。

少阴上篇第十五

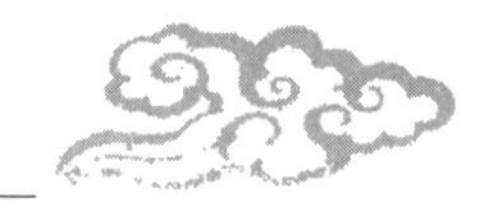

苏生既聆阳明之理，复问于夫子曰：师言仲景伤寒，太阴、少阴同为抵抗不足。抵抗而云不足，于意云何？

师曰：仲景《伤寒论》曰："太阴之为病，腹满而吐，食不下，自利益甚，时腹自痛。"此言胃肠不足、消化不良也。《少阴篇》曰："少阴之为病，脉微细，但欲寐也。"此言心脏不足、神用不彰也。仲景之所谓太阴、少阴，乃代表一群之证候，吾之所谓抵抗不足，乃指整个体力之薄弱，用意之广狭各不同也。少阴伤寒，抵抗不足也。言少阴而不及太阴者，简之也。

苏生曰：少阴伤寒之为抵抗不足，孰令致之？

师曰：少阴伤寒抵抗不足，其故有二。素秉虚弱，一也；伤于药物，二也。人体素质之弱，或因先天不足，或因后天失调，或困于痼疾，或伤于新病，元气既怯，使人抵抗不足。久服寒凉，滥与攻下，发汗太多，生冷无节，元气既伤，亦能使人抵抗不足。

苏生曰：抵抗太过，气亢而无节，阳明之害也；正伸邪达，稍凉即自愈，阳明之利也。少阴之为病，有利乎，有害乎？

师曰：抵抗不足之为有害，显而易见也。其为有利，吾未之前闻。有之，伤寒之因无抵抗而死者，如火之渐熄，烟之渐灭，平稳安全，少有痛苦，无惊人之变化，得善终于正寝，所谓有利，如是而已。

苏生曰：然，小子喻之矣。抵抗不足，有害无利。有抵抗即有痛苦，其无有痛苦者，乃了无反抗者也。少阴病，犹有抵抗，但感不足耳。夫子所言乃绝无抵抗之纯阴病也。抵抗不足，即了无抵抗之前奏，而病人每以痛苦减少为舒适，病家每以安全不变为平稳。夫子讽之，盖有自矣。少阴伤寒抵抗不足，其大旨如何？

师曰：少阴伤寒，抵抗不足也。形气虚弱之人，在太阳开始抵抗之时，即有不足之征，此太阳、少阴合病也。具太阳证，准用太阳药，见不足，即当加入温壮之品，仲景之麻附细辛汤，乃其一例也。

苏生曰：阳气不足之人，当用温壮之剂，怯者壮之也。阴虚之体，虚在形质，当用温补之品，虚者补之也。虚字有缺少之意，人体之不足，或为少血，或为少津，或为缺水，或为缺液，是形质不足也。古人治虚体伤寒，有养营达表、增液酿汗诸法，地、芍、冬、斛，皆是加添物质之图，每为扶正御邪之主药。师于疗虚之道，取温而遗补，亦有说乎？

师曰：伤寒，肠病也。伤寒病者，消化机能无不呆滞，滋补之药耗费胃力甚大，有六分消化力量，而服十分滋补之药，则胃力困矣。若非虚甚而胃力强者，不可滥用。须知有形精血未能骤然产生，无形阳气必须随时回护。所谓血脱益气，气足则血自生也。《经》云："形不足者，温之以气。"温字即含有补意，不可不知也。一切内服药饵，欲其发生作用于全体者，必先考虑其胃肠之能力。量腹节啜，慎食之道也；徇胃而下药，慎补之道也。

苏生曰：小子以为温药为强壮机能之用，补药为输送营养之资，温之与补，截然不同也。夫物资不足而机能旺盛者，可补而不可温；机能衰弱而物资有余者，可温而不可补。是故气衰而阴不足者，则用温补；气盛而阴不足者，则用清补。补药乃补益物资之图，温清为扶抑机能之用，若谓温即是补，惑滋甚矣。

师曰：补字为补助之意，非谓专补形质者也。若谓无而有之，谓之为补，则古之所谓补气补神之品，其所补为何耶？须知补也者，补不足也。无形之气不足，则以温养为补；有形之质不足，则以滋益为补。大凡扶阳益元之药，多是温煦之品。温字即含有补意，补药不离乎温，此大法也。孺子以为补药但补有形，而不及无形，抑何所见之浅也！

苏生曰：温即是补，补无形之气也，补字含有双关之意，小子谨受教矣。若谓补药不离乎温，小子以为不妥。窃思天下事理，有正必有反，医法阴阳，悉成相对。是故寒热温凉，表里相称，补泻升降，八法俱匀，此乃中庸之道，未可偏废者也。

人之有生，形气而已。形与气相对而立，气不足而形亦不足者，则用温补。是已，苟其人气分有余而形体不足者，清以抑其气，补以滋其形，亦相对之例也。扶弱抑强，不为不当，而夫子以为补药不离乎温，容有千虑之一失乎？古今医方之用清补药者，比比皆然。地、芍、冬、胶，世所习用，洋参、石斛、燕窝、银耳，尽是家常清补之品，每收滋益荣养之效，事实俱在，小子期期以为不可一笔抹煞者也。

师曰：清法所以抑有余也，补药所以补不足也，既是不足，焉用清为？既是有余，不当再补。清补两字于理有所不贯。

苏生曰：以小子所知，清补二字，于理似有可贯之处。小子闻之，阴阳之为道，盈虚起伏，互为消长，故阴胜则阳病，阳胜则阴病。大凡机能旺盛之人，其物资之消耗亦甚，所谓阳旺则阴耗是也；物资不足之人，机能每易兴奋，所谓阴虚则阳亢是也。清补并用者，寒凉以抑制其无形之气，滋补以灌输其有形之资，凡是虚体而兴奋太甚者，皆当用清补之法。削有余以补不足，此济平之道也。

师曰：不然。济平之道，必须止乎至善。所谓削有余补不足者，非至善之道也。阴质不足，则补之可耳，气阳有余，乃佳象也，岂可损及无辜，而令其不足乎？今有人于此，阳得其十，而阴占其四，医者以为气有余而形不足也，于是选用清补之法，损其阳三分，益其阴三分，使其并臻于七分，自谓深得济平之道。呜呼！抑阳以培阴，又何异于削足就屦乎？古人治阳全阴虚之体，但滋其阴以配夫阳，未有损阳以求平于阴者也。王太仆曰：“壮水之主，以制阳光。”此阳旺阴虚之正治法也。有阳十分，得阴六分，增其阴四分，使阴阳各得十分，是则阴充阳全，两得其平，不亦善乎！

人体生活组织，不外物质与能力；所谓阴阳之理，不外形气而已矣。壮无形之气以温，补有形之质以滋，抑无形之气以清，削有形之滞以泻。温有温养之意，清乃抑制之师。气不足而形亦不足者，温养与滋补并重；气不足而形有余者，但当温壮其机能，甚者兼用热药以鼓舞之；气有余而形亦有余者，此壮实之人也，何须服药？气有余而形不足者，但滋其形，以配其阳，亦不可妄用清法也。

苏生曰：气本有余，因兴奋而致亢进者，可以清乎？

师曰：气有余者，阳用自藏，若无刺激，鲜有兴奋太过者。兴奋而由于刺激，必当去其激原，去激原而无专药，则视其兴奋之程度如何而治之。兴奋而合理，乃有所为之兴奋，不必治也；兴奋而太过，有失自疗之义者，始当用清，得平即止，不可过也。

苏生曰：有气本虚甚而又兴奋特甚者，清之则益虚其虚，温之则益增其躁，所谓虚火之人，医有与元参、麦冬、竹叶、石斛等药颇能相安者，其治为当否？

师曰：虚人而躁甚者，气怯于内、阳浮于上也。其为兴奋，乃虚性之兴奋也。甘凉之剂可令小安，缓和之效也。因其小效而频服之，则气愈怯而阳愈浮矣。此非亢阳之有余，乃阳衰不能自秘也。大凡神经衰弱者，易于疲劳，又易于兴奋，滋阴清火之法，虽有缓解兴奋之效，然其滋柔阴腻之性，足以戕贼元阳，非至善之道也。

苏生曰：然则治之奈何？

师曰：气虚而兴奋特甚者，宜与温潜之药。温以壮其怯，潜以平其逆，引火归元，导龙入海，此皆古之良法。不可因其外形之兴奋而滥与清滋之药也。

苏生曰：善夫！理虚之道必须止乎至善，削有余以补不足，不若补不足以侪有余也。视形气之不足而定温补、滋补之法，亦执简御繁之意耳。窃谓人体诸脏腑虚实不一，阴阳消长势难平等。病人体质纯虚纯实者少，而虚实相参者多，或上盛而下虚，或表弛而里张，或甲部机能兴奋而乙部机能衰弱，或此脏营养有余而他脏营养不足。若虚则俱虚，实则尽实，此乃稀有者也。形气之分，似有肤廓笼统之嫌，若无有明晰之分野，难为临床之抉择。愿夫子启而教之。

师曰：形气者，综合之概念也。阴阳之道，数之可十，推之可百，数之可千，推之可万。形之与气，亦犹是也。大之包括体用，小之及于细胞。形气之不足，有全体性者，有局部性者，推之析之，则分野不同，综之合之，则“形气”二字而已。形为物质，气是机能。形质不足，主以滋补；机能不彰，投以温煦。黄芪、附子力能鼓舞细胞，熟地、首乌功专滋荣百骸，此药效之偏及于全体者也；茅术健脾阳，冬术滋脾阴，半夏温胃阳，麦冬滋胃阴，此药效之专注于局部者也。一脏独虚，机能独卑者，则专温其一脏之气，气旺则血旺，血旺则机能亦自勃然兴起矣。一脏独萎，以致形体有损者，则专补一脏之质，供给其组织上所需之原料（譬如铁质补血、磷质补脑等），原料充实，则机能活跃，而其脏器之虚损可复矣。气血流行表里上下，其张弛盛衰出于病态者，可用诱导之法以平衡之，此仍为全体功能之失调，非恒久之局部病也。要之，推敲证候必须分析，临床诊察端在综合，此医事之要诀也。

苏生曰：少阴伤寒，抵抗不足也。物质不足者，滋其阴；机能不足者，扶其阳。补益不足，阴为重欤，阳为重欤？

师曰：医之用药，或取或舍，因人制宜。大致未病重阴，既病重阳，壮者滋阴为宜，怯者扶阳为本，譬如承平之时，修文为主；荒乱之世，崇武是尚。阴阳之辩，前数言之，岂已忘乎？

苏生曰：伤寒病者，战斗行为也。乱世用重典，扶阳为主，小子已喻之矣。夫子所谓滋补、温补之法，皆是内服之方。一切内服之方，无不假道于肠胃。苟肠胃不能运化，则药力虽足，何能发挥其作用？西医针输营养之法，颇亦可取乎？

师曰：肠胃困顿，转运艰难，因减其消化负担而采用直接针输之法，亦捷径也。大凡用药疗病，其药物输入之法不外口服、注射、吸入、灌肠、涂搽、膏贴诸法。口服为胃肠吸收，注射为血脉吸收，吸入直达于肺，灌肠直达于肠，涂搽、膏贴，俱缘皮肤吸收。药物由体外输入体内，其门径虽多，若非有特殊原因，总以内服为佳。何以故？吸入、灌肠、涂擦、膏贴，其应用范围甚狭，在治疗上，内服与注射最为普通，然针药品质非尽纯正，过敏反应不易预知，针输入体似乎含有强迫接受之意。中药品性，大都王道，内服不合，易于补救。设令胃肠健全，自有选择取舍之能力。盖适体之药，服后快然自适；逆病之方，恒多懊侬不舒。胃有所恶，常见厌拒为吐；肠有不合，每能迫注为泻。内服之法，安全方便，苟非急需，岂不愈于打针乎？人贵自力更生，一切物资，由其自身所制造者，每能吻合其自身之需要。若非不得已而用针剂外，总以内服为佳。时贤丁福保先生尝有劝阻滥施注射之议，良有以也。

苏生曰：少阴伤寒，抵抗不足也。抵抗不足之故，或因先天之禀赋不足，或因后天之营养不良，或困于痼疾，暗受慢性之消耗，或创于新病，未及恢复其损害。斯时而又染伤寒之病，则其抵抗之能力，必有支绌不足之感。医者审度其形气之不足，而与以匡扶之方，或温或滋，或轻或重，或与内服，或参西法，悉令中鹄，务在有得，此疗虚之道也。少阴伤寒，其因药误而致抵抗不足者，其说如何？

师曰：少阴伤寒，其因药误而致抵抗不足者，久服寒凉、滥用攻下、发汗太多、生冷无节之咎也。

苏生曰：西法治伤寒，不禁生冷，以生冷水果有营养价值也，营养之原意亦欲以增加其抗力也。师而非之，其故安在？

师曰：过犹不及。营养而无节，超过消化能力之限度，则酿湿变痰，窒碍气机，轻则为痞满，重则为结胸，非唯无益，而又害之。且夫胃寒之人消化不良，平素已是厌恶生冷，因病而强授之，是逆其所好也。大凡高热而渴不欲饮者，引饮而欲得热汤者，脘下蓄水、懊侬烦闷者，皆是脾胃阳虚，不能宣化水饮之征。水果生冷，总以少服为是。若见机能旺盛，燥渴欲饮者，或口啖生冷而快然自适者，具征人体之需要孔亟也，投其所好而与之，则得其时矣。

苏生曰：师言治疗伤寒，欲其始终有汗，今云发汗而亦令抗力不足者何也？

师曰：伤寒之汗量自有恰当程度，欲其漐漐濡湿，不欲其如水淋漓，求其遍而不求其多。苟医者不问发汗之条件而滥与表散，亦伤正之道也。粗工不知照顾心脏而强发其汗，则心力不足；不知疏通其水源而恣与表散，则津液亏竭；不潜其阳而发之，则气上越而浮阳益僭；不化其湿而汗之，则秽浊壅塞，困顿益甚。夫能饮者，水液不竭，口不能饮而频汗之，则伤阴。阳秘者，发泄有度，阳不自潜而多汗之，则亡阳。伤阴者，枯槁索泽；亡阳者，虚脱立至。此汗之过当，非不可汗也。

苏生曰：滥用攻下亦令抵抗不足者，其故何也？

师曰：攻下之目的，排除有形积滞也，诱导血气下趋也。攻下而滥施之，则洞泄肠胃，伐神伤元。苟非实证，为害良多。伤寒滥下，或为漏底，或为虚脱，或因下而肠出血，或因下而肠洞穿，贻患如斯，岂仅削弱抗力而已哉！

苏生曰：伤寒滥下以致漏底者，气下陷也；滥下而致虚脱者，气外越也。师言凡是不足皆当用温，陷下者温以举之，虚脱者温以固之，此理易知也。滥下而致出血者，于体为不足，于病则忌动。温热之药，血证所忌，将用温药以顾其不足欤？将取凉药以缓和其血行欤？

师曰：伤寒肠出血，非尽可凉也。下血而由肠郁血者，秽腐当去之意也。仲景曰："少阴病，下利便脓血者，桃花汤主之。"此肠膜溃腐，血行不良，宜与温化之例也。有下血证而体质属虚者，温而摄之可也。

苏生曰：少阴伤寒，因于久服寒凉而致抵抗不足者何也？

师曰：病非阳明而久用寒凉者，正气由缓和而至麻痹，而致抵抗不足，而至于屈服投降，毫无反抗，一任病邪之猖獗，其势必然也。彼久服寒凉者，如饮鸩蜜，只知其甘，不知其害，亘古以来，死者如麻，茫茫浩劫，良可痛也。

苏生曰：误用寒凉，医工之过。寒凉之药无罪，罪在用药之人。医风之不醇，虽曰劫数，总属人事，苟能昌明真理，则谬误自灭，而狂澜可挽也。少阴伤寒，抵抗不足也。抵抗不足，其疗法如何？

师曰：少阴伤寒，咎在不足，处治之法，始终宜温。阴质不足，佐以滋养；缓不济急，辅以注射；不足在表，温以卫之；不足在里，温以壮之；不足在心，温而运之；不足在脾，温而和之；下虚而上盛，温以潜之；少气而有障，温以行之；形不足者，温之以气；精不足者，温之以味。温药含有强壮之意，非温不足以振衰惫，非温不足以彰气化。《经》云："劳者温之，怯者温之。"温之为用大矣。

苏生曰：用药之道，当因地制宜、因时制宜，未可一概而论。夫子强调温药之长，窃恐后学不察，易生偏颇之过。夫药有地方性，有时间性，不可胶柱鼓瑟也。何以故？固定之药物不能普遍适用于不同之环境也。北地严寒，腠理固闭，炕居肉食，易生内热，热不外越，故用药偏于寒凉；南粤燠热，腠理松弛，冰水瓜果，中阳易伤，散热太多，故用药多取温热。譬如同是伤寒，而芩、连、知、膏则盛行于燕北，桂、附、姜、椒则赏用于南方，所以然者，地方不同，用药亦异也。且夫冬寒、夏热、秋敛、春发，时间不同，用药亦异。《书》云："春禁麻黄，夏忌桂枝。"纵是虚怯，岂宜犯禁？顾可因其不足而尽用温热哉？

师曰：不然。医有一贯之理，用药之道乃因人制宜，岂可随地方而易药，因时间而消长乎？四性之药，所以对人，凡是不足，皆当用温。燕人伤寒，热闭不克外越者，麻桂更宜重用，肌表麻痹，非温不开也。其体实脉强、壮热烦渴而又无汗者，佐以甘凉，大青龙汤是也。苟其体虚而表又闭，则辛散之外，姜附亦所常用，非皆一例习用寒凉也。粤人伤寒，至于阳明多汗，亢热既见，虽用白虎，亦在所不禁，孰能武断粤医不处寒凉乎？须知燕人非尽犷悍，粤民亦多强者，寒热温凉，随人而转。东垣，北医也，善用温补，罗谦甫传其法以闻于江浙；丹溪，南医也，好用清利，刘宗厚世其学以鸣于陕西，足征医之用药初不受时间与环境之约束。书云："夏日有寒不忌四逆，冬令伏温可用芩翘。"须知时间不同，环境不同，而适应此不同之时间与环境者，皆是人也。病邪之来，正气抗之，抵抗太过则用清，抵抗不足则用温。地无分南北，时不问冬夏，人不论燕辽闽粤乃至海外异族，皆同此例也。因人制宜，夫岂有偏颇之过哉！

苏生曰：疗不足以温，此为当然，恐非必然也。何以故？寒热温凉，乃调整体力之需，以之疗病，则宜忌不一，未可概施者也。一切有机之邪，得温则剧，得热则乱，虽遇虚弱，必须审慎。譬如梅毒、疟疾，得温则发作更剧；痢疾、淋病，得热则窘痛益甚。肺病宜润，燥之则呛咳不休；血证宜静，温之则旧创复裂；厥体虽虚，而病不宜温，不宜温而大温之，则祸乱立至矣。

师曰：子言正虚为病则可温，有机之邪为病则不可温，胡然乎？伤寒有机之邪也，可温乎，不可温乎？急性肺炎，有机之邪也，麻、膏疗病，枣、附强心，此千金越婢汤也，可温否乎？梅毒潜伏，因温热而致发病者，正气推动之果也，与其潜匿不觉，而终台燎原之祸，何如及早检举之为得乎？因温药而致梅毒暴发者，本有此邪，非温药造成梅毒也。疗特种之邪宜用特种专药，驱梅以砒，砒非大热者乎？疟发而甚者，正气偾张，用药避免兴奋，恐忤其势而增其逆也。疟发而体虚，仍当温之，俗言疟为脾寒，截疟七宝饮何尝不是用温乎？痢下赤白，细菌原虫之为患也，既非伏湿，亦非积热，推荡消导，升提固涩，虚痢用温，实痢用清，方书有之，汝忘之乎？淋病白浊，急性必痛，清利滑窍，冲刷尿道，痛淋既愈，转入慢性，止发靡烦，带病终身，为愈乎，为不愈乎？

肺之有病，结核空洞，此为阴损，法所难补，安静营养，忌用兴奋是也。肺病为慢性消耗病，其为不足，显而易见，不足之人，最易兴奋，辛味宣动病灶，燥药劫阴伤液，诚不可用也。不足用温，乃是公式。温润、温化、温滋、温潜诸法，都为肺病经常之药，虽非直接去邪，仍是扶正御邪之意。彼以清凉安肺者，纵有镇静之效，宁知不暗蚀其正气乎？一切血证，无论上下内外，都是血管破裂之故。创口凝结，端赖宁静，清凉缓和，血行濡慢，温药流通，易于冲动是也。血证忌温，此为当然，亦非必然。何以故？气为血帅，气升则血升，气降则血降。出血在上而虚者，温潜而纳之；出血在下而虚者，温提而举之；佐以对证之药，如胶剂、钙剂、炭剂、血管收缩剂、栓塞溶解剂，如阿胶、牡蛎、蛤壳、诸般药炭、仙鹤草、参三七等，平温而不刺激其创伤之病灶，又何忌之有？东垣曰：咯血有寒，姜桂主之。海藏云：阳证溢出鲜血，阴证下如豚肝。《仁斋直指》云：气虚夹寒，血亦错行，所谓阳虚阴必走也。见血用凉，不亦妄乎？

温药肇祸乃不善用温之过，非不可温也。世人才见温药之疵，不问其所自，相戒而不敢用，此因噎废食也。寒热温凉，为调整体力之用，无论有机之邪、无机之邪，其为病而正属虚者，总不离乎温法，此我祝氏心传也。

苏生曰：夫子推崇真理，以温热之利为心传，彼时医屡用达药，亦何尝不以清凉之优为心得？小子以为皆有主观之嫌。夫病人就医，但求解除痛苦而已，合机则信而服之，不合则更就他医。彼善用温热者，恒见病人之误于寒凉，因之救弊补偏，益信温热之良；其主用寒凉之医，亦常见病人之误于温热，随而赏用清法，更信寒凉之胜。此皆囿于主观，受其蔽而不自知也。夫子推崇温热，或是仅知温热之良，而忽略于温热之短欤？真理由客观而得之，温药有利必有弊，师言不足者用温，似未可据为公式。先圣张仲景曰："酒客忌服桂枝，脉虚禁用麻黄。"又云："桂枝下咽，阳盛立亡。"清贤徐灵胎曰："阳盛之人，其阴必虚，阴虚者多火，误用温热，则阴为阳销，非枯即槁。"又云："温热之药，往往有毒，阳性急暴，一入脏腑，则血涌气升，或其人阴气本虚，或天时暑热，一投热剂，两火相争，目赤便闭，舌燥齿干，口渴心烦，肌裂神躁，种种恶候，一时并发，甚或七窍出血，呼号宛转，状如服毒。"由是以观，温药之为害亦大矣。夫子明察秋毫，亦有见于此否？

师曰：温凉各有其弊，吾未尝言温药之无害也。吾子断章取义，何昏之甚也！吾之所谓证治之当用温者，乃指不足而言也。本不足而温之则为既济，本非不足则为有余，本有余而温之，甚且热之，则为太过，为亢极，为涸泽燎原矣。此医之不明，非温之有害，乃热之不当也。吾于运用温热之法，亦三折肱矣，何尝不知温热之弊哉！时医见温热之疵而远之，吾见温热之害而终用之，此吾之所以异于时医也。夫温药为温煦强壮之剂，犹春日之煦煦也；热药乃刺激兴奋之用，犹夏日之炎炎也。《经》云："少火生气，温煦之功也；壮火食气，亢害之过也。"温以补不足，热以振衰颓，其用殊也。

且夫暴性之药，配制得宜，亦可化暴为良。是故酒客忌甘，不禁桂枝之辛。脉虚血少，兼滋则麻黄可发。阳盛宜白虎，妄用桂枝，乃庸医之误。阴虚而有火，温潜以滋，何来枯槁之忧？阳实多热，激之则亢，种种恶候，都缘误温。四性之药，所以疗人，大暑伏寒，虽四逆亦勿禁。药之不当，无分寒热，均可伤人。医之所贵，在于明理，知热药之有害，而不究其有害之所自出，守戒以偷安，是曰鲁工。譬如稚子燃火，不慎而伤手，其痛苦之经验，形成主观之训条，以为火能灼手，不可燃也。群儿无知，辗转相戒，以为火能伤手也。于此有人焉，曾伤于火而志不馁，熟思火之所以不可燃者，由于不知燃火之技术也，虽历经创痛之失败，而厥志益坚，终于洞悉燃火之术，故数举火而鲜灼伤之患焉。彼时医诋毁温热之弊亦犹是也。譬如茹毛饮血，而不知熟食之美，夫岂能为温热之知己哉！

苏生曰：夫子此喻似欠亲切，恐不足以服天下士也。小子不敏，以为温热之用终是功不掩过。《经》云："燥万物者，莫熯乎火。"偏好温热之药者，诚如善于弄火，弄火取巧，终有自焚之灾。小子闻之善御马者伤于马，善弄潮者死于潮，技艺愈精，意气愈豪，偶有不逞，招祸愈烈。时医慎用温热，尚鲜燔灼之患；彼矫之者，偏信温热之良而辄用之，一旦投之失当，其祸乃不忍言也。

师曰：药而不能达其性、致其用，则无分温热寒凉，俱鸩毒也。《经》云："上工治病，十得其八。"挂漏之失，虽圣人亦难免。狎水玩火而致为水火所伤，此咎由自取，非水火之足以伤人也。夫善于用热而失于温热者，贤者之过也，毕竟得多而失少，不然岂肯知过而不改者乎？徐洄溪曰："热药有毒者，易见而可救；寒药有毒者，隐匿而难疗。"同是药误，晦明隐显各别，与其蒙害而不觉，不如见过而知改。是以少阴伤寒，宁温而远寒。

少阴下篇第十六

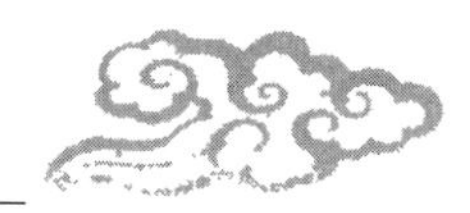

苏生曰：少阴伤寒，抵抗不足之人，其疗法始终宜温乎？

师曰：然。

苏生曰：温热之药，虽有显利，必有隐弊，安可一贯用温哉？

师曰：少阴伤寒始终用温，此为当然。

苏生曰：小子以为温热之药可暂用而不当久服也。

师曰，汝意云何？

苏生曰：温热之药，劫病救变，效捷而功速，药中之猛将，只可暂用，非宜久服也。夫温以补不足，久温则反召不足；热药振衰惫，过热则反多疲劳。何以故？药以疗偏，以平为度，矫枉过正，其弊等也。《经》云：五味之偏，食久增气，气增而久，夭之由也；温热之性，其用兴奋，兴奋之后，即是疲劳。譬如以纸捻搐鼻，刺激黏膜而为嚏，初搐嚏甚剧，再搐则衰，搐之不已，则神经由兴奋而麻痹，因麻痹而漠然无所反应矣。温热之为兴奋，亦犹是也。夫小量烟酒，足以鼓舞精神，大量久服，反易招致麻痹。参、附壮阳，初用功效立显，反复久服，为用不过如此，其理同也。夫子善用温热，诚为温热之知己。唯其为知己，每易为知己所蔽。师言少阴伤寒，始终用温，夫子殆将为温热所蔽欤！小子以为药物应变，无始终一贯之理。物极则反，剥极则复，始终用温，窃恐其始效而终不效，始为兴奋而终为疲劳也。

师曰：少阴伤寒始终用温者，以其始终不足也。若非不足，即非少阴，病在少阴，故始终用温。温煦之药，包含强壮之意，未有强壮而反致不足者也。吾人日常以谷麦鱼肉为餐，所以增加热力也。谷麦鱼肉之性温，终年服食，未闻反召不足者也。温药疗不足，不足当用温，非仅伤寒为然也。故表闭而不足则用温散，便闭而不足则用温下，不足而中满则用温运，不足而有滞则用温化，不足在形则以温滋为补，不足在气则以温壮为补，一候不足则一候用温，终身不足则终身用温。虚人而染伤寒，首尾不离少阴，则始终不废温法，此祝氏定律也。夫伤寒为正邪格斗之局，犹国之有抗战也。伤寒不足，需要温壮，长期不足，则长期用温。譬如强调抗战，前后八载，鼓舞民气，未尝中辍也。热性之药，其用兴奋，兴奋之用，针对麻痹，此乃指热性之药，非是温也。汝混温与热为一矣。吾但言少阴宜温，而未言少阴宜热也。

且夫热药去麻痹而反致麻痹者，此不当兴奋而仍与兴奋之过也，此乃为蔽矣。彼真知温热者，决不为温热所蔽，唯其不知温热，故其所蔽愈甚。吾闻之，善御马者必知驽马之性，善驾舟者必识风波之险，善用温热之药者必能洞悉温热之弊。驰马伤人，逆流覆舟，疏忽之咎，非其术之不可学也。用热药而致焦炳燔灼，与夫用热药而反致萎软疲劳者，皆用之不得其当也。热药之患，人尽知之，唯常用温热者，始能体认温热之所以为弊。吾非不知其弊也，矫其弊而取其利，又何蔽之有哉！

苏生曰：热药兴奋，何时为当，何时为不当？何故同是热药，有见兴奋亢进者，有反感疲劳者，此何故耶？

师曰：兴奋而有所为者，此时为当，否则不当也。譬如食后胃肠蠕动甚剧，此项官能之作用，乃当然之兴奋。当然之兴奋，不曰兴奋而曰旺盛，以其有所为而为也。昼寤而夜寐，此为当然，昼夜兴奋，焦灼烦懊而不得寐者，此为不当。何以故？兴奋其所不当兴奋，是乃妄为也。

伤寒机转在表，表气旺盛，汗腺畅通，此为当然之旺盛，非为病态之兴奋。汗出小溲少，肌表官能旺盛，则肾脏排泄濡缓，此为当然之休息，亦非病态之麻痹。维持当然之旺盛，减少越理之兴奋，此治伤寒之要旨也。今有人焉，心力不足，循环不畅，色晦气怯，指清脉濡，热药鼓舞，脉搏渐振，神气渐复，此心力疲劳，因热药兴奋而复苏也。今又有人焉，心力衰竭，循环障碍，色萎气促，指冷足肿，脉细数无伦，心力已极度紧张，此时而再以大热药兴奋之，则转为喘汗虚脱，譬如无根之焰，扇之则立见消亡矣。此盖不当兴奋而复强度兴奋之，故令转为疲劳也。

总之，伤寒之主要脏器应有其当然之旺盛。苟因体力不足而致官能不克旺盛者，温药以强壮之。其因脏器麻痹遂致不能行使其当然之旺盛者，则用热药以兴奋之。少阴伤寒，虚者用温，虚而痹者，兼之以热。当须识此，勿令误也。

苏生曰：以兴奋疗麻痹，如此逻辑未免失之太简，小子之惑未除也。夫兴奋之结果，每因刺激之大小、频度、年龄、疾病而异其致，未可一概而论也。日人永井潜所著之《医学与哲学》云："兴奋之为物，当其刺激过大或刺激继续作用时，则兴奋减退；反乎此，刺激小或其频度甚稀者，则起亢进。"又云："适度之刺激，作用于有适度性之物体时，则其兴奋最为显著，此乃元气旺盛之时期也。次则兴奋性过于亢进时，略逢刺激，顿即衰弱，如小儿体之类是也。反是而兴奋过于退却时，苟非加以强度刺激，不呈反应作用。生活现象且有因之衰弱者，是老年期状态也。换言之，兴奋性过于亢进或过于减退时，再与兴奋，必非常衰落也。"准是而言，以兴奋疗麻痹，其最后之结果，固未必能与原始之理解相符，药而不能预计其成效，则是盲治也。药物本身之功效，须有明晰之规定，今以热药为兴奋，或者果然，或者不然，是欤否欤，不能预知，后学将以何者为宗，愿夫子教之。

师曰：善哉问乎！此理不可不穷也。苟能穷其理，则是与否，非不可预知也。夫医之用热，或因麻痹需要振奋，或因虚脱亟待回苏，其所起之兴奋仍是自身之潜力。譬如人有急用，不得不预支存蓄，蜻蜓噬尾，自食其肉，初非偿来之物，不过提早抽用其固有之储蓄而已。刺激太大，人体潜能不足，无力或不及为等量之适应时，则其兴奋不见亢进，而见衰退。刺激持续，潜能日绌，无力或无意作经常之适应时，其兴奋亦必逐渐衰落。以五段学说言之，无力反应，病在少阴；不及反应，证属少阳。反乎此，潜力充沛之人，虽刺激甚小，或其频度甚稀，亦见反应亢进，此阳明之体也。阳明之体反射显著，阳用彰明，稍有激动，便尔兴奋，总是潜力旺盛之故。不然，疲劳之体，官能困惫，偶与小小刺激，岂能有甚大之反应哉？此其一也。至于所谓适度之兴奋，作用于有适度性之物体时，则显见兴奋者，用得其宜耳。譬如肌表障碍，汗腺麻痹，此是需要兴奋之物体也。麻桂辛热发散，此适合肌表麻痹之兴奋药也。适度之兴奋药作用于其适度性之物体时，则生适度之兴奋，热达、腠开、汗出是也。反之，不需兴奋之物体而妄与兴奋，则其兴奋必不彰。譬如退热药，不发生作用于无热之人是也。再则兴奋过于亢进时，稍逢刺激，随见退却者，当是虚性兴奋之人，不耐重复刺激故也。大凡疲劳虚弱之人，反见兴奋亢进者，其兴奋本为疲劳之华，色厉而内荏，不可再予侵逼，逼之则溃矣。小儿稚阳未充，官能敏锐，激之则易亢进，亦易疲乏，此其二也。老年之人，生机已衰，譬如钟表，发条已松，机能退化，出于自然，妄与强度兴奋以冀返弱为强者，譬如囊橐已罄，而犹强之挥霍捐输，岂不速其崩溃乎？

总之，兴奋麻痹，各有虚实。实性兴奋，挑之则怒；虚性兴奋，挠之即衰。实性之麻痹，振发即可苏；虚竭之疲弱，愈激则愈衰。此其三也。吾治伤寒甚少纯用热药，配伍得法，故能制暴为良。

苏生曰：温药温和强壮，为虚者所宜。热药兴奋急暴，何能制暴为良？夫少火生气者，阳和之火也；壮火食气，亢害之火也。温热之药，总是扶阳、补阳之果，甚易躁热妄动。夫子治伤寒，常用桂、附，初非温煦之药而亦收温壮之功者，何也？

师曰：此之谓善用温热而不为温热所乱也。

苏生曰：敢问何谓也？

师曰：单用热药，可能造成急暴之果，去其急暴，即善良之性存。急暴在热，凉而缓之；刺激太过，佐以镇静。此为活法，固无有定则也。干姜之热，佐以黄连则不热；黄连之寒，重用半夏则不寒。倾寒与倾热，随所伍而易其性。附子兴奋，配以磁石，则鲜僭逆之患；桂枝辛窜，佐以白芍，则无散越之忧。方剂之形成，每因配合而异其用。制暴为良，不外处方之得宜而已。

苏生曰：小子悟矣。医之疗病，于熟悉各个药物之本性外，更须了解配伍之技术。夫医之处方，集众药以取效也。君臣佐使，各得其宜，削其所短而扬其所长，此所谓方剂学也。药性之寒热可以相夺，药味之功能可以相成，调和药物以成立方剂，运用方剂以适应疗法，此治疗学理上之基础也。夫冷水加热，则不冷不热而成温水，此所谓寒热之性可夺也；姜汤入醋，则既酸又辣而自成妙味，此所谓五味可以调和也。萸、连同用以止吐，所以革其寒热之偏性，而存其镇吐之用也；姜、附同用以疗寒，所以类其刚烈之性，而济其温壮之功也。附子兴奋，磁石镇静，兴奋伍镇静，失其兴奋镇静，而为强壮，此犹红色与青色相合，失其原有之青红二色，而为绚烂之紫也。两种药味相合已能变易其个性，何况多味组成之药方哉？《经》云："用热远热，用寒远寒。"言药性不可偏任也。彼用热药肇祸者，应是处方不善之咎，非一二味热药之过也。吾人以方剂治病，非以专药疗病，是故品评医法，但当论方，不当论药。彼吹毛求疵之徒，轻率批评药方，以此攻击同道，此项无有意义之破坏，非忠恕之道也。

夫拘执于各个单味药性之讨论，而忽于整个组方之大意，此犹囿于病灶之变化而遗忘全人之作用也。譬如进膳，指肉为肥，指鱼为鲜，而不知肥腴鲜美之味在乎鼎鼐调和也。西医用白喉血清疗白喉，针对疾病之专药也。循五段八纲之逻辑以疗伤寒，此中医调整自然疗能之方法也。西医之专药可能疗专病，此为事实，无可否认。中医利用合理之方法，以疗无有专药之疾病，虽非创见，然犹未为学者所共稔者，吾中医未能将其疗病之所以然，以科学方式阐明其原理而公诸世界耳。

师曰：孺子此言实获我心。彼庸碌之夫，明道不足，败道有余，只知争名利，不足以语至道也。中医治疗之关键，不在于单独之药物，而在于方剂之配合；不在于印定之方剂，而在于疗法之合理。此庸医所不解，而西医容有未能了然者也。曾忆一案于此，可以窥视西医见解之一斑，今为汝述之。

有西医叶翰臣者，中国药学界之老博士也，早岁曾罹伤寒之病，热匝月始退，体力困惫，久久不复。民国九年，又病伤寒，反复检验，费氏反应甚浓，白血球显著减少，时叶氏已五十余岁，私心忧急，度难久持。会同居有护士缪小姐者，屡在大华医院为余看护伤寒病人，前后多次，深知中医治迹之佳，乃竭力介绍于叶氏。博士固以深研国药著称于时者，然未尝信中医也，惊于事实之传说，遂相延诊视，曰："吾所患者何病也，须几旬可愈？"余为之诊询一过，答曰："此伤寒病也，依吾法治疗之，十日可衰也。"博士将信将疑，缪小姐力为证明所说不虚，于是改服中药，依法调护，所得效果，悉如所料。八日热退净，留一方为之调理，不数日而体力复苏，乃大诧异，复来邀诊。余意其为食复也，至则博士躞蹀室内，欢然相迎曰："今日之请，非求诊也，愿得一谈如何？"余颔之。博士曰："此番伤寒病程缩短超过预料，体力恢复之快出乎意外，余甚感谢。今所欲问者，阁下前后所用之药，余在中央研究院大都已作精密之研究，对于伤寒，既无杀菌之力，又无特效可寻，然而阁下能如期愈病者，何所为而然耶？"余因问之曰："西医用血清疗病者，胡为哉？"博士曰："此不过增强人体之抗力而已。"余曰："唯其然，中药之能奏愈病之功者亦犹是耳。夫愈伤寒者，伤寒抗体也。抗体之产生，由于整个体力之合作。吾人协调抗病之趋势，使其符合自然疗能，在此优良之环境下，抗体之滋生甚速，故病可速愈，非药物直接有愈病之能也。中医疗法之原理，不过如是而已。"博士击节赞叹曰："果如是，中医疗病之原理，诚有其卓然之立场矣！我人个别研究中药而不了解整个中医者，虽冥索百年，亦无所得也。"嗣后，叶氏眷属及其亲友，凡有病伤寒者，无不推诚介绍，亦无不应手而效。此八年前事也。

苏生曰：然夫，中医之治病不尽在于经验药物，实有疗法可取。今之西医学者，佥谓中医之药确有实用，中医之理尽是虚妄，中药诚有研究价值，而中医则宜绝端废弃。此犹未究中医疗病之所以然也。鼎革以来，中医之医格每况愈下，上工大师诚能虚怀若谷，去其荒谬之说而举其合理之论，以求正于当世之学者，相与切磋，相与发明，一正国人之听闻，又何致为人轻蔑若斯哉！

师曰：然！争取社会之认识与夫学者之同情，是吾辈中医之责也。

苏生又问夫子曰：少阴伤寒抵抗不足者，师常用附子，以其有温壮强心之功也，人参提神强心优于附子，何以摈而不用？

师曰：人参，强心固脱药也。气怯而甚，在他症则可用，治伤寒则不可，以其能闭邪也。

苏生曰：人参提神，功在扶阳，其用在人，所闭何邪？邪而可闭，犹结核之被封锁，正是佳事，何害之有？

师曰：人参非能直接闭邪也。伤寒机转在表，人参固表，堵塞其邪机发泄之路，故曰闭邪。毒素蕴郁，以外泄为宜，若果率尔闭锁其表，是乃指逆其自然疗能也。故伤寒而正气虚者，宁用附子而不用人参，以附子走而人参守也。至伤寒病而见大汗、大泻、气促、脉微者，此为脱证，急则治标，人参又在当用之例矣。

苏生曰：少阴伤寒，气怯而津不足者，桂附温之则伤津，麦斛滋之则碍阳，何以为治？

师曰：温滋可以并用也。气怯而津不足，桂附汤中重加知母，此扁鹊心法也。

苏生曰：附子种类甚多，制法不同，药肆所备，有淡附片、黑附块、生附子、咸附子、明附片、黄附片等，同类而异品者，尚有乌头、天雄之别，处治当以何者为佳？

师曰：温扶元阳首推黄附，沉寒痼冷可用生附，麻醉心痛则乌头最灵，峻热回阳则天雄可取。附子之制法虽属不同，其区别亦不外烈性之轻重有差耳。服用各类附子，必须先以热水煎煮至半小时以上，再纳他药同煎，则附子之麻味消失，虽温而勿僭矣。川产黄附片乃盐卤所制，其性纯正，故称为佳品。

苏生曰：中医所称附子回阳强心，其化学成分恐未必如理想之佳。张子鹤博士注仲景《伤寒论》曰“附子成分，实属于赝硷，对于人体作用，即麻痹知觉神经，为心脏之害”云，吾人所倚为强心重要之主药，而西医不屑赏用者，何故也？

师曰：赝硷者，化学分析药用植物所得之有机体，认为有效成分者也。然此等赝硷对于人体之生理作用，与其原植物之个性未必相同。又赝硷之性效决于动物试验，而动物试验之结果亦未必与人体之治疗效果相符。是故麻黄发汗，提炼而成麻黄素则失其发汗作用；咖啡醒胃，茶叶解渴，制咖啡而成咖啡因，制茶叶而为茶碱，其药效作用亦非复本来面目矣。附子赝硷不同于附子本身，亦犹是也。西医论附子，混乌头、附子为一物，殊不知乌头麻醉，附子兴奋，不可同日而语也。中医处方大都采用水浸煎煮之法，附子久煮，决无麻涩之弊。张氏所谓附子麻痹知觉神经，摧害心脏官能，或系根据西洋毛茛科之附子，其成分名曰阿科匿丁者欤，或者原因在于生附子特有之麻味欤？吾人以过去经验，认为张子鹤所论之附子见解，恐未必中肯也。

苏生曰：少阴伤寒抵抗不足而用附子，取其能壮阳用也。小子用之，亦有一试即应手而效者，亦有频用重用而治绩不彰者，其故何也？

师曰：病人体气虽虚而所虚不甚，因于药误而所误不多者，略进温壮之剂即见奋发之征，此元气未竭，故能应手而效也。苟其人本体不足，又复误于寒凉，正气冰伏，机能麻痹，小量温壮之药不足唤醒其正气，故虽频服对症之方而功效不显也。若剥削太甚，元阳式微，或为哕呃，或为吐逆，药汁下嗌，潴留不化，此神用衰竭，反应不彰，故虽偶用重剂，亦鲜殊功也。

苏生曰：亦有少阴伤寒服温热之药而骤增变端者乎？

师曰：有之。

苏生曰：服合理之药而有猝变者，其医工之过欤？

师曰：亦未必然。疾病之有变化发生，非尽医工之过也。药物本身优良与否，药肆配制合法与否，煎煮药品先后时间准确与否，病家调护适当与否，病人环境舒适与否，起居之饥饱寒暖如何，七情之恚怒哀伤如何，凡兹一切，在在足以左右药效，医工不过为指示疗法者，初非执行疗法者也。

苏生曰：遵从医工指示，具备一切合理条件而病不免于变者，斯变为善欤、否欤？

师曰：病变之来，有好转，有逆转。有病本无变，非变不足以出死入生，斯变为善，以其变出所料，可能控制也。有病本将变而医者不知，药石适当其冲，虽是亦非，斯变非善，以其无见几之明，故召无妄之谤也。有前医误药，隐伏未动，骤得正治，前误之药力暴发，正治之功效未显，代人受过，此医家、病家都不知也。若斯之变，虽善亦害，以其变出意外，难于控制也。有清名医徐灵胎曰："病无即死即愈之病，症有假寒假热之异。或药不中病反有小效，或治依正法竟无近功。有效后而加病者，有无效而病渐除者。有药本无误，病适当剧，即归咎于药者；有药本大误，其害未发，反归功于药者。病家不知也，医家亦不知也。因而聚讼纷纷，遂至药石乱投，谁实杀之，孰使生之，竟无一定之论。"呜呼！医事难言，自昔已然，今人乐平稳而恶变动，喜寒凉而憎温热，甚至高明之医亦不敢翻案，或者坐视不救，或者敷衍塞责，此无异随喜杀人也。虽曰伯仁非由我而死，清宵自问，能无愧乎！

苏生曰：知变而力能弭其变，则治之可也，若无回春把握，则不如不治。何以故？职业医生必当顾及令誉，孟浪招谤，无有是处。

师曰：吁！医为仁术，生命重欤，令誉重欤？吾行医三十年，不畏艰巨，不惮物议，病势虽重，苟有生理，无不据理力争，负责疗治。所以然者，求心安而已，成败毁誉，非所计也。

苏生曰：善哉！小子知之三折肱为良医，医之挫折愈多，则其业愈精。今夫子善用温热之药，必知失于温热之弊。小子愚昧，得失惘然，愿夫子举例说明，以为前车之鉴。

师曰：温热之药，用之合理而仍有不测者，虽失令誉，实获心得，此追求真理之代价也。君子屈于不知己而伸于知己者，又何嫌欤？今举二例，皆余热心治疗，不幸失手，而不为他人所谅者，足征医事之难言也。

书家天台山农之女病伤寒，朱少坡治之两旬余，热不减，无汗，略有谵妄，少坡数见余之治绩，因邀去会诊。视其处方，大致蒿、佩、栀、芩之属，其后又参用大黄，服已仍无动静，时余意气方盛，认为不合，改予麻、桂、葛根，与夫温中之药，如茅、夏、砂、腹之类，言服此当令汗，汗出热当减，次宵忽暴下凝血而亡。少坡因劝余改变作风，余言事理无差，变出意外，宁愿受谤，良心不可改也。嗣后又遇相类之事数则，不胜怅然，因推思其故。大凡中寒之人，频服清凉之药，肠胃活力日削，渐次麻痹，由肠充血而肠郁血，因于郁瘀栓塞，循环障碍，引起肠坏死，轻凉薄寒之药，其性缓和，故所害不显，旦旦服之，譬如雪上加霜，层层堆砌，麻痹既深，反应沉寂，只是衰弱，痛苦反稀，一旦遽服温峻之剂，郁阳暴伸，肠胃蠕动转烈，溃疡腐肉，剥离下注，譬如日照冰山，豁然崩裂，倾注下泻，一发而不可收拾。夫温热之药，多涩大便，服茅、夏、砂、腹等固肠之药，而不免于滑泻者，寒凉蓄积之量大，温热之药反成催促推动之原也。以此招谤，百口莫辩，代人受过，又何辞乎！

岳母王太夫人，躯体肥硕，形盛气虚，长夏恣饮冰啤酒、冰西瓜、冰开水等，忽发寒热，肢酸无汗，舌苔湿腻而白，脉来沉细而数，知其中寒而有外感也，与麻、桂解表，姜、夏温中，不应，热如故。西医验血，无所得，白血球正常。便闭小溲少，因其无汗，再与前药温覆之，躁烦益甚，舌苔白滑如故，面赤颧热，频呼冷饮，饮又不多，汗始终不出。问其胸脘痞满否，自言无有苦楚，再与前方加重进服，不意热度暴升至一百〇六度，仍言如此甚适。余知有变，急延西医诊视，亦不得要领，不逾时竟溘然长逝矣。半子之谊，余实负疚在心，然卒不知其何故也。比入殓，发觉死者腹隆如鼓，尸体搬移震动时，竟自口鼻便溺等处，漏泄清水甚多，于是恍然知病者之所以温中发汗无应者，消化枢纽麻痹也。大量冰水，冻结其肠胃，格阳于上，故见颧赤烦热。皮下脂肪太丰，汗腺闭塞，体温无从调节，其温中开表之药，如注革囊，不复发挥其药物之作用，反而增加其积水之容量。肠胃本身机能消失，因积水之压力，徒为器械之膨胀，而无苦楚之反应。迨夫阴浊上逆，孤阳飞越，遂成下实上脱之变，虽欲挽救，亦无可得矣。医事难知，言之可慨。

余自弱冠习医，中岁行道，视病若仇，不惮险恶，视人犹己，不计毁誉。溯自花甲以还，稍知养晦之道，凡遇病人之误于寒凉之药，而生气已乏者，不轻许必治。所以然者，救焚易而解冻难也。

苏生曰：疗寒以热，有十分之寒则予十分之热，药病相当则成中和，何以为难？

师曰：汝以为服相当之热药，入腹之后即可以祛相当之寒乎？

苏生曰：然。

师曰：此所谓蔽于一曲，暗于大体也。热药不能直接祛寒，祛寒者仍是人体之自然疗能也。热药之作用，不过唤醒机能，鼓舞正气，使其兴奋，而解除其因于寒药所引起之麻痹也。若其人机能已寂，生气已竭，刺激不受，反应阙如，则虽服热药，等于凉汤。所以然者，真阳已败，无回苏之能力也。

苏生曰：小子悟之矣。少阴伤寒，抵抗不足耳，邪正相争，虽败未溃，温扶得法，犹可冀其抗力自振。若正气卑怯，节节退缩，乃至于毫无抵抗，则生命之火，俄然而熄，譬如日薄崦嵫，去生远矣。书云，扁鹊不能肉白骨，微箕不能存亡国。正气既竭，虽上工亦无能为力也。

厥阴上篇第十七

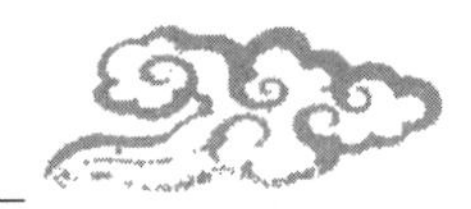

苏生曰：厥阴伤寒，最后抵抗也。抵抗而曰最后，其定义如何？

师曰：正气因御邪而发动斗争，是曰抵抗。病势危急，濒于死亡之边缘，正气奋发图存，尽其所有可能利用之力量，以作背城借一之战，是曰最后之抵抗。

苏生曰：病势既至死亡之边缘，正邪相持，已成压倒之局，此项反击力量，从何而来？有此力量，何勿及早运用，予打击者以打击？

师曰：生存者，人之大欲也。疾病威胁生存之力愈大，则其生理之反抗愈显，譬如困兽犹知反噬，而况于人乎！正气为生存目的而作最后之抗抵，此项力量，乃体工残余力量之总和，若并此力量而不足，即归于死亡矣。夫背城之战，成败莫卜，孤注一掷，势非得已。最后之抵抗，乃生命最后之挣扎，非真有致胜力量也。

苏生曰：亦有至死而毫无反抗挣扎者乎？

师曰：反抗挣扎乃生命下意识之动作也，中枢之意识未泯，则反抗之动作不灭。其至死而了无反抗表现者，非中枢神经之麻痹，即是中枢神经之中毒。譬如少阴伤寒，频服寒凉，则昏沉麻痹而死；过服安眠之药，猝中煤气之毒，则迷蒙昏聩而死。苟其中枢之意识尚存而遭受死神之威胁，鲜有不勃然而作反抗之挣扎者也。

苏生曰：厥阳伤寒，最后之抵抗，孰令致之？

师曰：造成最后之抵抗，其故有三。一曰因于药助，二曰因于药误，三曰因于自复。

苏生曰：愿闻因于药助而致造成最后抵抗之说。

师曰：少阴伤寒，抗力已怯，病势未衰，抵抗不足。驯至无意或不能抵抗时，医与温热兴奋之药，困阳复苏，正气勃兴，奋发振作，抢救危亡，乃成厥阴。

苏生曰：兴奋回苏之药，应用于病势危急时，即世俗之所谓“扳药”也。服扳药而致造成厥阴，有利乎，有害乎？

师曰：起奄奄垂死之人，促其下意识为生命之斗争，扶乘创痛，决命争首，以冀一线之生望，此为利也。病自无抵抗而转为抵抗，非经剧烈之斗争，不克出死而入生。斗争愈烈，症状愈显。厥逆痉挛，燥热战汗，此求生之强力表现也。而病家不察，以为有变，医家不察，以为药误，众口铄金，是非莫白，此为害也。

苏生曰：厥阴伤寒，由阴出阳，死生之争也。病者由昏沉而转为发扬，正是佳征，医以生人为务，岂可见死不救，因此而获诽谤。诚如夫子所言，求心安而已，又何足为害哉！厥阴伤寒，其由药误而来者，其理如何？

师曰：所谓药误者，乃少阴误清，以致转入厥阴也。

苏生曰：师言少阴抵抗不足，再与寒凉，则抵抗麻痹，而致于死亡，是知少阴误凉，其结果即为死亡，云何又曰少阴误清可以转入厥阴？个中消息，有两说欤？

师曰：然。少阴伤寒，抵抗不足，重用寒凉，伤其抗力，正气衰微，莫能振作，生命之火，日益浇漓，以致湮没而不彰，若斯之人，已是丧失其生理上可能发动之“最后抵抗之官能”，如火渐熄，如光渐减，麻木消沉，了无反应，此必死之候也。亦有时医，不敢恣用大寒之药，始终轻清敷衍，正气蛰伏，静极而动，发为厥阴，此项突起之反动，乃疲药所造成。譬如束缚良民，诱令忍受鞭挞而禁其勿作怨言，此项外形之驯服不过忿怒之沉默而已，积忿既久，容有不为暴动者乎！

苏生曰：少阴伤寒，始终不药，既未得药助，又未为药误，将如之何？

师曰：少阴不药，迁延日久，阴极出阳，转为厥阴，此之谓自复。

苏生曰：少阴伤寒，不药而可以自复者，应非正气之复，而是邪机之退。邪退正复，于理可以自愈，似不必再转厥阴。

师曰：此何说也？

苏生曰：一切病邪，其痊愈经过大都有相当之期限，伤寒四周，麻疹七日，邪性不一，各有其当愈之期。邪机由酝酿成熟而至发病，由蕃殖扩张而至衰老，其生活之历程皆斑斑可考。吾人之生命远至百年，而细菌之活动不过数旬，人体以百年之根基周旋细菌于数旬之间，灭邪无专药则待其自老，苟能忍受短期之摧残，即可操左券之胜利。庄子曰："大勇不斗，大兵不寇。"有所待而然也。伤寒四周，邪体已老，正气来苏，此时反击易如反掌。《经》云："其盛者，可待衰而已。"《孙子兵法》曰："避其朝锐，击其暮归。"邪机逾期而自老，正气因隙而得复，不战而胜，此医家所谓待期疗法也。胜利而接收，轻松愉快，何故仍入厥阴？

师哑然而笑曰：天下容有不战而胜者乎？亦焉有不劳而获者乎？岂能便易若斯也！吾且问汝，伤寒四周，可以必愈乎？愈期之早晚，人尽相同乎？汝亦知有轻症伤寒者，早期可愈乎？是伤寒细菌之个性之不同耶，人体之感性不同耶？信如子言，伤寒末期，菌体已老，毒性当衰，何故危险症状大都发生于菌邪将衰之时？衰老之邪何以力能摧毁百年之根基，以致人于死耶？伤寒细菌，么麽小丑耳，其生活之周期至为短促，所谓邪机有盛衰者，乃无数菌邪集团之消长，非指细菌个体生存之年龄也。追溯最早发难之细菌，早已死亡，决无至末期而犹健存者也。《经》云："正胜则邪衰，正虚则邪进。"菌邪团体之消长，乃人体强弱决定之。夫愈伤寒者，伤寒抗体也。抗体者，整个体力所产生也。抗体滋长愈速，则其平复亦愈速；抗体产生愈迟，则其平复亦愈迟。抗力旺盛，则邪机衰老；抗力不足，则邪机猖獗。抗力决定愈期，亦决定死生。细菌之蕃殖随时受体力之淘汰，细菌之活动到处受体力之限制。伤寒待期可以自愈，仍是体力奋斗之果；胜利而后接收，是乃艰难抗战之功。若谓战争而可贪便宜，则日德多行不义，正可待其自毙，何必劳师动众，远涉重洋，以从事于斗争乎？

苏生曰：然。伤寒痊愈之理乃正胜邪退之故，非邪老而正复之谓也。小子谨闻命矣。厥阴伤寒，置之不药亦可自复者，其故安在？

师曰：厥阴者，极阴也。阴极出阳，故能自复。

苏生曰：夫子前有阴阳之辩，尝言阳主生化，阴含死机，今厥阴阴极，死机已熟，去生已远，云何可以自复？

师曰：此言阴极者，反映阳衰亦极也。少阴伤寒，阴气已衰，再与寒凉，则阴极阳销，阳销者死，理固然也。少阴不药，但感不足耳，抗力未泯，必有作为，此阴极阳困，困阳可伸，故能自复。

苏生曰：阴阳剥复之理，玄妙神秘，小子鲁钝，不知其然，愿夫子发蒙解惑焉。

师曰：阴阳剥复者，生理变化之代名词也。大凡物极必反，剥极必复，兴奋紧张之后，必有疲劳，麻痹镇静既久，必有反动。穷则变，变则通，此因果定律也。夫热水濯足，始红而终白；冰水浣手，始寒而终热。闭极则汗，懑极则嚏，动极而静，郁极而伸，此体工调节作用也。阳明狂乱，得酣寐而安者，阳极阴承也；少阴昏沉，因厥热而转者，阴极出阳也。《经》云："寒极生热，热极生寒，重阳则阴，重阴则阳。"此体工最后之调节。苟病危而体工不能为最后之调整，则有死而已。是故阳亢不降，则燔灼而死；阴极不回，则销沉而亡。所以然者，剥极而不能自复也。厥阴伤寒由抵抗不足而至最后抵抗，其所见之战斗动态，正是元气振转之兆，即此振转，死生系之，此盖剥而能自复也。

苏生曰：渊乎哉，阴阳之道也。物极必反，剥极必复，生理如此，物理如此，宇宙之变化亦如此。《经》曰："物生谓之化，物极谓之变。阳病者上行极而下，阴病者下行极而上。阳极生阴，阴极生阳。是以阳明狂热，索水可解；厥阴昏沉，阳回即生。其所以能剥极自复者，亢则害、承乃制也。"吾闻之久卧者思起，久蛰者思启，蓄极则泄，闷极则达，热极则风，壅极则通，事理物理如此也。一春一夏，靡屈不伸；一起一伏，无往不复。彼春之暖，为夏之暑；彼秋之忿，为冬之怒。暑溽郁蒸，则雷雨交作，寒凝肃杀，则风雹妄行，宇宙之变化亦如此也。

《易》曰："否极泰来，剥极则复。"其理盖可贯矣。今有问者，厥阴伤寒，正气捩转而为最后之努力，有利乎，有弊乎？

师曰：正邪相争，抵抗不足者危，毫无抵抗者死。发愤图存，突起而为最后之抵抗，病势虽险，已露生命之曙光，此为利也。正气受命于危急之秋，悉索敝赋，以从事于死生之争，兴奋过度，难于自制，症状险恶，变化万千，即使回生，收功不易，此为弊也。

苏生曰：厥阴伤寒，既经逆转，其去路如何，结果如何？

师曰：厥阴伤寒逆转太阳者，不药而自愈；逆转阳明者，得凉则安，失凉则危；逆转少阳者，得助则生，失助则死。逆而不转者死，既转而治疗不当者亦死。厥阴去路五条，生死各半，医疗之道，如持权衡，稍有偏倾，即成坏症。《经》云："气之胜也，微者危之，甚者制之，气之复也，和者平之，暴者夺之，以平为期。"此之谓也。

苏生曰：厥阴逆转太阳，其理如何？

师曰：厥阴伤寒逆转太阳者，正气来复，重入新生之道也。此时一切紧张症状以次平息，体工自为适度之调整，汗出溱溱，熇热渐退，苔垢剥落，神态安静，纳欲初启，思饮粥汤，啜汤而汗自出，通身轻快，病人遂知厌恶药物，一番煊烂复归于平淡，此可勿药而愈也。

苏生曰：厥阴伤寒逆转太阳者，病人不知不药可愈而有求于医，将如何疗之？

师曰：若欲治之，只是平淡温和之品，佐以食养疗法，则体力恢复甚速。《经》云："大毒治病，十去其六，小毒治病，十去其八，食养尽之，无使过之。"又云："五谷为养，五果为助，五畜为益，五菜为充，气味合而服之，以补精益气。"此之谓也。

苏生曰：厥阴伤寒逆转阳明者何如？

师曰：厥阴伤寒逆转阳明者，其人体力未伤，因于疲药，郁极而扬，药误愈久，暴动愈厉，不转则已，转则气亢而势张，如虎出柙，如马脱缰，嚣狂猛乱，遏制无从。此时而予羚、知、膏，如冷水灌顶，顿地清凉，可以恢复原来之理智，从事于正常之抵抗，则病可愈也。时医惯于敷衍，轻清到底，阴伤则风动，气逆则厥冒，此时而用三甲复脉，亦有一药而效者。此盖厥阴逆转阳明之类也。医见轻清日久，仍以峻寒收功，遂谓温病始终是热，濒死虚脱亦不敢任用温药，卒之所谓热入心包者，泰半不救，亦可悯已。夫厥阴逆转阳明，失凉即死者，亢则害也；得凉即安者，承乃制也。亢热已和，仍用清凉，则是胜利之后，又逢天灾也，虽不即死，真元大伤矣。吾见伤寒病后多有骨销形毁，毛瘁发落，瘦怯莫能自支，经年累月，而犹弱不禁风者，厥阴逆转之后处理不当之咎也。

苏生曰：其人体力尚强，频困于寒凉，何不及早反抗而必有待于厥阴耶？

师曰：猛虎在深山，百兽震恐，及其在槛阱之中，猎夫饲之以馂馀，禁之以利刃，其所以摇尾而乞怜者，积威慑之渐也。正邪相争，医与凉药缓之，寒药摄之，气抑而不伸，正郁而不扬，含垢忍辱，不事抵抗，其甘受束缚而不争者，积痹约之渐也，所谓外形虽驯而心怀不服也。是故饿虎震怒，破槛而出者，伤人必多，郁极发厥，逆转阳明者，瞀乱必甚，其理同也。

苏生曰：甚矣，医理之难明也。厥逆狂乱，人皆以为不祥，医者徇情，救乱唯恐不遑，又焉知当然之转变，非必死者乎！夫物极则变，变极则通，厥阴逆转者，生理最后之调整也，不求其所以然而滥与苦寒镇抑，是只知消除证候而不知顾及大局也。捶楚之下，何求不得，宜乎其失事者多矣。厥阴伤寒其逆转少阳者如何？

师曰：厥阴伤寒逆转少阳者，病经逆转而宿障未去也。伤寒逆极发厥，厥后郁血未散则烦乱不解，积垢未下则晡热不休，胸有痰饮，络有凝瘀，皆足妨碍调节。是故热甚而衄，有因血散而瘥者；滞壅成热，有因攻下而愈者；痰阻成痞，服疏利即解；积瘀成痈，因毒溃而消。病之当愈不愈者。余障未除也，障去则愈矣。

苏生曰：何谓“厥阴伤寒，但逆而不转者死”？又何谓“既逆转而处治不当者亦死”？

师曰：逆者，顺之反也；转者，捩转之谓也；逆转者，逆极则转也。疾病至于极处转换另一种趋势，谓之逆转。逆转之方式不一，因人而殊：或为战汗，振振鼓栗；或为厥逆，戴眼反折；或发疹痞，躁乱烦懑；或发高热，谵妄痉挛。一切证候，由沉寂而忽见发扬，此为逆转之兆，亦即生死关头。逆而转者生，逆而不能转者死，转而处治不当者亦死。譬如战汗，战而汗不出者多死，此力不足也。其一战不达，再战不彻，三战汗大出，随之以脱者，此力不济也。亦有因于药误，势欲作战而不能者，或吊汗而汗出不彻者，此处治之不当也。须知厥阴逆转不过具有回生之望，非谓一厥可愈也。是故伤寒发厥，厥而不回者死；烦懑发痞，郁而不宣者危；热汗无制者殂；痉挛不休者殃。此逆极而不能转，故多死也。伤寒逆转本为一种盲目之反抗，故既转之后，每每不能保持其平衡，或者过于亢进，或者一蹶不振，处理不当，便成坏病。大概厥阴逆转之后，证见阳多者生，反之则死；气逆渐和者生，复之过甚者死。仲景曰："厥阴病热多厥少者生，厥多热少者死，厥回脉徐出者生，脉暴出者死。"此之谓也。

苏生曰：伤寒坏病何谓也？

师曰：坏病者，坏于药误也。药误而医者不知，故成为坏病也。譬如伤寒以出表为顺，自汗畅适，正是佳征。医惧伤液，即与甘凉，闭其腠理，塞其窗牖，初机已误，热度自然上升，医谓温邪化火，重与清泄，烦渴既平，延入少阴，昏寐沉静，犹以为有得。迨夫厥阴之复，正气萌动，趋势向表，阳伸者当见厥逆，表阻者当发战汗，医言方书有云，热久必伤阴，液竭则动风，于是大投阴腻滋清之剂，冀邀万一之幸，彼方自诩防微杜渐之功，讵知再生之动机未现，而革命之曙光先斩。驯至奄奄一息，随而殒命，事之可慨，无逾于此。亦有睿智之士，以为邪机应有出泄之路，滋清方中佐以宣透，如生地与豆豉同用，葛根与黄连为伍，意欲迎其来复。若此医治，失多得少，战汗代之以发痞，又以格于阴腻之药，痞发而多不畅，于是有连发白痞数次而转机者，自谓出死入生，劳苦功高，传之于书，引为奇迹，不知其所以成之者，即其所以害之也。伤寒不药，三旬可愈，药之三旬，而仍辗转床褥，险象百出者，何贵其有医药也！伤寒过程不必皆历厥阴，处治得当应无厥逆、战汗、发瘖之必要。彼能制造厥逆，犹能收拾厥逆者，已是上工。但能种因于前，而不能弭患于后者，品斯下矣。

苏生曰：悉乎哉，夫子之言也！伤寒不药，体工犹能努力于自然之调节。药之不当，阳为助之，阴实害之。病为自然之趋势，而医者以为变态，竭力遏阻之。反之，疾病发展不合理，而医者以为当然，努力支持之。朱紫不分，相习成风。医师有主观，方书有信条，治疗之目的，不过欲其达到熟悉之历程而已（入营入卫，入气入血，伤阴伤液，动风发厥，以至邪陷心包，都是医者熟悉经过之历程）。呜呼！肺腑无语，含冤莫诉，倒行逆施，竟成公例。自然不敌药石，故伤寒之坏病多矣。伤寒坏病，医者不识，明眼遇之，虽欲挽救而书无前例，悠悠之口能铄金石，如之何而可耶？愿夫子举例以证之。

师曰：海上名医，徐君小圃，汝识之否？

苏生曰：小圃先生精治婴儿，业师沈仲芳先生之诤友也。小子曾偕徐君守五，侍立而观其处方。其用药也，差似夫子，不知其何所得而然也。

师曰：是乃亲切体会而来。

苏生曰：有是哉，愿闻其详。

师曰：民国十五年，余自成都移壶来申，襄办景和医科大学。朱君少坡引小圃长子伯远来从余学医。其明年，伯远以病告，视之，正伤寒也。与麻桂辛温宣发之方，小圃惧其峻，阳言已服。诊数日仍无应手之象，心窃疑之，旦旦临诊而病势日重，百般思维不得其解。一日又往诊视，适小圃外出，余徘徊室内，苦索其药病不应之理，忽见案头置有药方一纸，睨视之，则泻心之类也，于是恍然大悟，遂即引退。比晚小圃来电道歉，因问之曰："案头药方，是伯远所服欤？"曰："是众道友评议之方也。"余曰："此方不妥，阁下其审慎之。"小圃谢曰："今已服矣，尚无不合。"余又曰："慎之，郁极必扬，今宵或有猝变欤。"翌晨竟无消息。午后再往访视，则诸医皆在，济济一堂，僮仆栖遑，客有愁容，西医谭以礼等亦与焉。小圃神色沮丧，惘然若失，见余至，蹙额而迎曰："伯远昨晚发厥，至今未醒，顷又增搐搦，如之何其可也？"言已唏嘘不止。未几看护出，告小圃曰："顷间予服紫雪丹，数下不得入。"客皆同声嗟叹，小圃悲从中来，亦潸然泪下。余曰："药未入口，如此亦佳。"众咸愕然，少坡走辞，余起送之。小圃曰："兄亦去乎？"余曰："否，吾将少待。"小圃遂携余入一小室，愀然而悲曰："伯远尚有望乎？"余曰："不惧吾药，非无望也。"小圃悚然动容，长揖而谢曰："伯远是吾子，亦阁下之徒也，可以为父师而坐视不救乎？虽毒药不敢辞，唯阁下图之。"因为处强心扶阳诸药，倍增其量而与之，曰："速为配就，吾将督煎也。"煎次，即嘱看护如法顿服。旋进晚膳有顷，余问小圃曰："药已服否，药后动静如何？"答曰："犹未也。顷间众医会商，佥谓用药太峻，安危存乎一线，且缓待之，明晨再议可乎？"余曰："此何时耶，病笃若斯，岂可耽延？"小圃曰："家人怯，不敢服也。"余滋不怿，质之曰："家必有主，君之家主为谁？君固方寸已乱，然吾不能坐视吾徒之枉死于病也。伯远服师药而亡，吾不复言医矣。"于是径命看护灌药，亲视其咽服。初服吐不纳，再服下少许，三服则未吐。余曰："此犹未足，再煎一服。"尽二剂，犹无动静，余恐药力未到，心力先溃，因请于谭医，即予注射强心。谭医辞曰："高热如此，昏聩如此，脉微如此，强心注射，恐非宜也。"余曰："但注小量，愿负全责。"于是召诸看护，告以调护之法，即令肃清病房，摈退杂人，虽其生母亦不留。由是戚党哗然，唧唧私詈曰："何来野郎中，不近人情若斯。"小圃欲备车送余归，余曰："夜已深，今宵不复行矣。"小圃局促不安曰："然则当为备榻。"余曰："且小坐待之。"小圃假寐，余亦假寐。夜半看护匆匆来速小圃去，小圃矍然惊愕而起，余固睨及，因亦不语。未几小圃入，见余未醒，则亦默坐。少顷余佯作伸欠，问小圃曰："何如？"小圃捧拳而谢曰："顷伯远已醒，顾看护曰：'吾欲见阿父。'余趋视之，彼哽咽悲诉于吾曰：'儿苦甚，许多褴褛无赖，曳我入井，吾虽挣扎，力不胜也，忽来大胖子，力驱群丑，拯我出井，我今遍身疼痛，如受鞭笞’云。”余笑曰：“何物群丑困人若斯，大胖子者大附子欤，邪机出表安得不痛？”因再处方而归。次日终朝未厥，搐搦亦平，汗未出，热未降。再予前法出入进服，汗出热减，身痛乃解，三日而神志尽复。自言左肋下作痛，家人延西医牛惠霖诊之，云是肋膜炎，且已成脓，非开刀不可。余入语小圃：“牛言恐有未确。”因顾谭医曰：“此项肋痛当是汗出局部受寒之故，即有炎症亦未必化脓也。牛医何时来？余当面询之，不然则先行抽水化验，以昭郑重。”谭然之。翌日再往，则牛医已去，且已割开表皮，言脓在内膜，必须剖肋，最好住院，今因病重姑与内服，令脓下泄。余询谭医曰：“肋膜之内即是胸腔，胸腔之脓循何道而可下泄，愿请教焉。”谭医谢曰：“此牛医敷衍之语耳，不意遭遇阁下，遂有失言之窘也。”余返顾小圃曰：“伯远今已厥回神清，渡过危机，今而后余不复问讯矣。”小圃惶惶相谢，大啐主持割治者，即命其东宅夫人担任监护之责，以坚信任。于是继续服药，七日而热退痛消，调理月余始痊。小圃原为时方论者，经斯认识，于是一反过往作风，得心应手，遂有祝派之称。其后次子仲才，亦从学焉，盖体认有得也。一代名医，行道数十年，犹能从善若流，亦足多已。

苏生曰：快哉吾师治病！见危不避，当仁不让，勇于负责，不计毁谤，具足医德与医术。信夫，人称夫子为医侠也。夫药物疗病，不患其峻而患不当，其惮用峻药者，乃缺少学识与经验也。靡靡之方众所习用，而起死回生之功，常收效于重剂。譬如旅行，夷以近则游者众，险以远则至者少，而世之奇伟瑰怪非常之观，常在于险远，而人所罕至焉，非有志者不能至也。为医亦然，必先有真知灼见之明，而后有大气磅礴之作，其用药不痛不痒，游移徘徊于两可之间者，未见其症结之所在也。小子治伤寒亦曾有称道弗衰者，口碑之佳不让时贤，处方则引经据典，论理则钩深致远，故能消长五行，乘除百药，玩病人于股掌之上，俨然以司命自居。其或亿而不中，药而罔效，于乡愚则委之以命数，于缙绅则掩之以文章，而又熟于料变，巧于卸责，困束元气以为正治，造作坏病犹曰当然，盛誉之归，沾沾自足，忝颜受之而无怍。于今思之，昔日所夸之杰作，皆造孽之尤者也，清夜扪心，亦负疚良多矣。伯远之案，事实俱在，夫子之魄力见解，诚非常人所能及也。于兹小子有问焉。伤寒至于昏瞶，或撮空而理线，或循衣而摸床，此中医所谓邪陷心包也，凉如紫雪，温如桂附，都会奏效，何以知其宜凉，何以知其宜温，此中消息有无准绳？小子闻之一切有机之邪入脑既深，多见昏沉谵妄，如结核性脑膜炎、梅毒性脑膜炎，都有昏迷嗜寐之症。所谓阴阳虚实，此时亦难凭信。伤寒沉妄以至昏谵，于理当是脑之中毒，犀、羚、牛黄，凉泄心包，即是清醒神经之谓，时医持此回生者亦数见不鲜。伯远之昏瞶，夫子以热药愈之，何所据而云然也？伤寒昏瞶，其病理如何，疗法如何，愿得而闻之。

师曰：伤寒昏瞶，神识蒙蔽也。一切知觉运动，胥是神经之事。细菌本体竟能侵入中枢而致昏瞶，此为一种异物窃据所发生之危害行动。四性之药既不能直接消除邪体，即不能疗治因邪体刺激所引起之昏瞶，所以者何？普通药物并无制邪特效也。是故脑因结核、梅毒而发炎，以致昏瞶者，桂、附、犀、羚皆属罔效。伤寒之昏瞶，其因邪体直接侵入者甚为稀少（斑疹伤寒则有之）。邪之入脑，亦非清寒之药可以消除。今之所谓中毒者，大都指毒素刺激而言。神经因毒素刺激而起之紧张，服犀羚固可收一时之效，此镇静缓和之功耳。世称犀羚具有解毒清脑之功，未免渲染过甚。若谓犀羚而具有解毒特效，则伤寒首尾皆当引为主药，何必有待昏瞶哉！夫伤寒之毒素蕴积不泄，抗体不能及时产生，则其反射之刺激持续存在，虽频服清脑镇静之药，亦必终归失效也。

其次伤寒之因高热而致昏瞶者，亦由刺激反射而来，如火内燃，如烟上熏，俗所谓热昏是也。设法低减其亢热，则其昏瞶自平，因其无异物窃据，故可寒凉镇摄而衰也。苟其人体气虚弱，频服寒凉，阳气式微，反应不彰，始为谵语，末为郑声，乍见躁妄，遂成昏瞶，其间程序虽不同，要之不外神衰而已。伯远之昏瞶得自大清之后，故知非是热昏，而是神衰，非是中毒，而是阳困，故可温壮而愈也。

苏生曰：等是昏聩无知，如何知其为中毒，如何知其为神衰？

师曰：中毒昏聩，浑浑噩噩，了无知觉，呼之不应，问之不答，目盲不可以视，耳聋不可以闻，溃溃乎若坏都，汩汩乎不可止，此所谓毒中于脑也。神衰之人，不耐高热，初病即多梦呓，而醒时则了了自清，继则心烦善言，所言皆日常习行之事，间有一二不入情理之语。此时已露阳用内怯之象，医与清心，阳气愈衰，白昼亦多乱语，然尚有清醒之时。再进则问答不甚契合，甚至答非所问矣。高热不解，剥蚀不辍，神用日困，昏语愈多。此时语言中枢已失其统制之力，或为妄言妄语，或为细语喃喃，运动中枢亦因衰弱而起不随意动作，或为循衣摸床，或为撮空理线，此将欲作厥而力未逮也，重与寒凉则全然不省人事矣。大抵中毒昏聩其来也骤，神衰昏聩其来也渐，此其别也。

苏生曰：医者猝然临诊，伤寒病人已是昏聩，因无伴侣，无法知其过往病历，如之何辨其为中毒与神衰也？

师曰：问闻二诊已阙，尚有色脉可凭。吾有一诀，指顾之间即可知其虚实。

苏生亟请于夫子曰：愿闻其诀何谓也。

师曰：一切知识在脑。脑之中毒如发电中枢损伤，则灯光熄灭而一片黑暗也；脑神衰弱如发电能量不足，则灯光暗淡而模糊不明也。病人昏沉不语，用种种方法不能求得反应者，中毒也（脑出血亦能令人昏聩，虽非外来之毒，仍是异物侵犯神经使然）。以指揿其承浆（唇下凹陷处），高呼索其舌，唇张口开而舌自伸者，其神识未泯也；再揿而重索其舌，但口张而舌不伸者，神已衰矣；三索其舌，但口张而舌不伸者，神竭矣。譬如电筒蓄电不足，遽按其纽则有光，再按则光已弱，反复按之则等于无光。此中枢因反复刺激而麻痹更甚也。病人外形昏聩而中枢尚有低微之反应者，故知其为神衰。若是中毒，则浑然了无知觉，如电钮损坏则电灯熄灭，断无半明不灭之象也。以此法证之，虽不中，不远矣。

厥阴下篇第十八

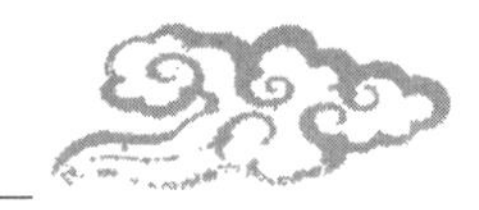

苏生又问夫子曰：伤寒昏瞶，西医多用冰脑之法，斯举为然乎？

师曰：冰脑者，欲其神经清醒也。高热熏灼，神经昏乱，覆以冰囊则神识顿清，此为治标，非治本也。高热自有其激原，激原不去则高热不降，如火上炎，终必昏瞶，不去其激原而斤斤惟冰脑是赖，是舍本逐末也。

苏生曰：然则冰脑之举无可取乎？

师曰：是又不然也。脑为清灵之府，不耐高热者也。熏灼既久，神经由紧张而昏乱，过度之亢热可使神经损坏，以致危害其生命，譬如电灯光度暴增，则电钮爆裂。先贤治亢热，亦有冷水噀额之法，即此意也。《儒门事亲》曾载子和治热病多例，常以木盆移傍病榻，满注凉水，浮以木球，令病人垂手入水，扑弄木球。病热之人，遽得清凉，如旱逢雨，高热顿解，此亦吸收亢热之理也。

苏生曰：然则高热皆可用冰欤？

师曰：否。神衰之人，冰之无益而反有害。发汗中枢因冰渍而麻痹，调节高热之门户无形关闭。穷极则变，变则生化，冰脑既久，可能因中枢麻痹，遂致丧失其逆转之机会。总之恃冰抑热，终非根治办法，可令相安一时，不足与言疗能。

苏生曰：西医冰脑，或者悬冰于额，或者以冰代枕，此有别乎？师意何者为妥？

师曰：司温中枢在脑后，吾人既主张以发汗为调节高热之枢纽，则是苟用冰似以悬额为妥。

苏生曰：病人久用冰囊，今遵医嘱遽去其冰，亦有弊乎？在何时期用冰最为适宜?

师曰:久用冰囊已成习惯，遽去其冰可以诱令热度暴升，宜徐徐减之为宜。大致太阳伤寒，开始抵抗，汗出有节，不宜用冰；少阳伤寒，抵抗不济，汗出断续，用冰宜慎；阳明伤寒，高热谵妄，烦渴多汗，生放温两俱亢进，神经紧张过度，亢则有害，可以用冰；少阴伤寒，抵抗不足，脉微但欲寐，神用已衰，用冰为忌；厥阴伤寒，将欲逆转，正气愤张，不宜抑制，静以观变，不当用冰。及其逆转阳明，狂乱过度，此是矫枉过正，奔放莫制，在病为太过，在正为不足，所谓色厉而内荏，似盛而实虚也，在外可以暂用冰脑以镇静其中枢，在内则服温潜之方，或者反佐轻清之品以绥抚其骄师，此标本兼顾之道也。

苏生曰:厥阴逆转之后，大邪已退，何以善其后也?

师曰:厥阴伤寒，逆转于危亡之秋，光复于残破之余。真阴已伤，阳亦衰惫，得养则昌，失养则亡。

苏生曰:何谓养也?

师曰:伤寒病后，真阴虚者滋以养之，元阳衰者温以养之，神惫者养之以酣寐，心劳者养之以恬淡，毋滞其阴，毋扰其阳，醒脾开胃以纳谷浆，此伤寒之善后法也。譬如胜利之后，经济贫乏者加紧其生产，民智低落者普及以教育，减免征徭以安农工，迅速复员以抚流亡，毋苛杂税，毋犯民怨，从事建设，以培国本，此战后复兴之图，其理正相同也。

苏生曰:伤寒病后，元气怯弱，有随即恢复者，有久久不复者，有复后康强逾于曩昔者，有一蹶不振，遂致衰弱多病，至有不病而卒死者，是何故也?

师曰:疾病犹战争也。邪毒侵害，正气因御侮而抵抗，因适应病变而产生抗体。及其愈也，邪退正伸，胃开知饥，消耗止而营养增，故恢复甚易。苟其人元气未伤，深得药助，血气滑利，秽腐尽去，因于抗邪机构一新，病后虽略见消瘦，然一经滋养，即见生气蓬勃，故能精力焕发，更胜于未病。此多难兴邦、转弱为强之理也。吾人常见伤寒病后多有夙疾顿愈，旋即发胖者，即此故也。

伤寒患者，本非有余，因于药误，既伤于病，又伤于药，虽得待期而自愈，然正气已戕，形神俱惫，故衰弱不能自复也。苟其人本来已甚衰弱，又复斫伤过度，则不病而猝死矣。吾人常见伤寒病后，元气薄弱，又为客邪所乘，遂致不治者，人咸以为死于客病，不知死于元气之斫伤也。

四家叔之女于归张氏，成都望族也，其小姑病产后伤寒甚重，其兄张仲铭为之诊治，开手清凉，至于发厥。余知其内怯，主张羚羊、附子同用，仲铭以为不然，留羚而去附，数剂厥平热退。余曰：产后体气早虚，伤寒消耗又多，虽见发厥，总是似有余而实不足，一味直折，必戕其元，慎之其有意外之变也。不数日病人忽欲登圊，不觉一下几脱，急足促余往，已无及矣。是知伤寒必须顾全元气，不可刻意求效，戕正以愈病，非至善之道也。

苏生曰：然，小子喻之矣。疾病犹战争也，元气犹国本也，抗战而胜，宜占复兴之光，名为强国，而国威不张者，政治不修也。伤寒病退，宜其愈见康壮，大邪虽解而里怯不复者，元气损伤也。国家胜利，继以内战，则民无噍类矣。伤寒新瘥，再召外邪，则困惫更甚矣。吾人恒见伤寒病后续发白喉、肺炎、脓毒、痨怯而死者，此正伤而重感于邪也。《经》云："邪之所凑，皆其气之虚，元气之关系亦大矣。"曹聚仁曰："胜利而不能好自振作，则金人虽灭而元胡突兴，南宋之亡惨于北宋。"旨哉言乎！今小子已毕闻厥阴之论，此医门之奥义也。窃谓纪事者必提其要，纂言者必钩其玄，五段学说，伤寒之纲领也，愿夫子举其要而彰之。

师曰：伤寒五段者，人为之假定也。制亢扶怯使其合符自然疗能。要言不烦，如是而已。夫疾病之变迁随自然而发展，消除病原即可制止病变，把握自然亦可变更病程。是故良工治病，不能去邪即当安人，治病若无特效之药，即当维护自然疗能。吾人区分伤寒为五段，欲以明抗力之消长也。利用寒热温凉之药，以调整体力之盛衰；选取辛苦酸甘咸各种具有特别作用之药物，以解除纷纭之证候，缓和非要之痛苦。开阖升降，诱导上下，使其长为适度之抵抗；减少损害，缩短过程，使其早臻于康复。此祝氏伤寒心法也。

夫五段为抗力消长之符号，抗力之消长，阳气实主持之。阳气者，抗力之枢纽也。气实则实，气虚则虚。伤寒为战斗行动，故首当重阳，善理阳气则五段疗法思过半矣。是以太阳伤寒重在和阳，少阳有障重在通阳，阳明太过重在抑阳，少阴不足重在扶阳，厥阴逆转重在潜阳。五段疗法不外扶抑阳气，四性之药无非调整阳用。何以故？太过不足，有时为病理之变化，有时为药物之反映。是故太阳伤寒，抵抗适度，加热则为太过，加寒则为不足。太阳加障则为少阳，少阳去障仍是太阳。少阳伤寒，抵抗不济，以有障也，障碍一解，即为既济。少阳有障，加热则障归阳明；少阳不济，加寒则造成不足。阳明伤寒，抵抗太过，去其太过，便为适度。阳明气盛，俗曰温病，温病可清，以其有余。有余而清，适得其平，平而再清，则入少阴。有余而温，是曰重阳，如火益薪，亢极而亡。少阴伤寒，抵抗不足，益其不足，即非少阴。少阴加温，则近太阳，太阳误清，则入少阴。少阴不足，重与寒凉，如火渐熄，阴沉而亡。厥阴伤寒，最后抵抗，穷极而变，阴极出阳。见阳为泰，见阴是殃，调剂逆转，以平为章。厥阴重寒，阴凝不厥（丧失其厥转之机也），厥阴重热，转为亢逆（逆转太甚，亢极不能自回也）。病变万端，不外体力之消长。体力之盛衰，因缘药物所造成。此五段之大意也。吾国流行热病，以伤寒为最多，死亡记录，亦以伤寒为最著。坊间独多伤寒著作，市巷独多伤寒专家，诚以伤寒为重病，宜乎研之者众，而从之者多也。奈何死者累累，伤者比比，临诊不辨人病之分，用药不识四性之要，唯知对症下药，逐证论方，愈而不知其所以愈，死而不知其所以亡，穷年兀兀，至道无闻，此医门之憾事也。

苏生聆师门说教，再拜而谢曰：小子缘悭，至道无闻，今得夫子发蒙解惑，如茅塞之顿开也。医疗起点有二，人与病是已。治疗方针，不为医病，即是医人，人之与病，犹形影之不相离也。治病不治人，其失必多；知人不知病，弊亦相等。人病兼治，效捷而功全，此上策也。

伤寒之病原，已有具体之认识。以言治法，犹无特效专药。夫子创立伤寒五段学说，所以扶持自然疗能也，简言之，所以疗人也。人为动物，赋有形质，具有机能者也。阴为物质，阳为动力，抗邪作用，阳之本能也。把握阳气即是把握抗力，故夫子治伤寒有重阳之议。伤寒学说繁多，散漫难凭，处治之要，宜有中心思想，得其纲领则一以贯之。故先立人病之分，继判四性之别，消息寒热以进退五段，乘除百药以加减六经，析之可分，综之可合，融会贯通，犹如公式，此诚夫子之心得也。小子不敏，信解受持，不足为难，若以之公诸当世，其能不诋訾蜂起者，诚为稀有者也。恕小子不佞，曲申其辞何如?

窃谓医学为自然科学之结晶，立论严谨，贵乎实践，学说之无科学根据者，虽美不取。夫子服膺真理，夙以革新中医自命，向所持论，亦曾以科学为标榜。今夫子所倡之五段八纲，乃是哲学上之逻辑，虽已脱离玄学境界，仍是近于抽象概念。科学需要证据，绝对真，不容含混。五段八纲，似属臆测之假定。所谓正气，所谓阳用，亦是一种想象之力量。学说之成立，贵有具体之说明，未能证实之假定，不足为学说之根据。吾师揭出人病之分，崇尚本体疗法，此种观念在西医已为陈迹。西元中古时代，四液论盛行一时，热冷湿燥代表四种体质，以疾病为四液平衡之扰乱（此与我国五行学说相似，五行代表五种动态，五行生克乃五种动态之自求平衡）。该时方式派医哲，又复编制病理状态为三类：一为紧凑状态，一为散漫状态，一为混合状态，得其平衡，便是康健。此项哲理基础奉行二千余年，迄至十六世纪，科学抬头，麻风、疥疮、结核、梅毒等病原陆续发现，于是明悉病原是一种物体，而本体观念根基动摇，亦如广陵散矣。

吾师之五段疗法，不外热者寒之、寒者热之、障者通之、紊者理之，其目的亦如古欧方式派之追寻平衡。而此种本体观念，以视泰西四液学说，犹百步之笑五十步也。以此粗浅之学说与西医相讨论，诚如重炒陈羹，味同嚼蜡矣，又何足多乎?

中医之幸存，以其理论古奥，外人不易了解也。有典丽矞皇之学说，而有立竿见影之治迹，此中医之所以克获大众之信任，而犹能以事实与西医相颉颃也。今夫子抉其微而彰其隐，既不能增高中医学说之地位，徒为西医窃笑之把柄，名为扬善，等于献拙，建设不足，破坏有余，此自掘其坟墓也。世界潮流都以科学为依归，吾人学说既不足以自纳于科学系统，即不能引起学者之重视。凡百创举，其足以丧失自己之利益，而有损自己之威信者，必为同道所共弃，内树敌而外不孚。小子惶悚，不知其可也。

师曰：此问甚佳，吾今为汝解说，此医学之大前提也。夫所谓科学者，可以部分实验之精确知识也。哲学者，兼赅全体，具有艺术之理论也。医学乃别成一系之学术，融含科学与哲学而自成境界（相当今之地理、数学），非科学所能包括，亦非哲学所能范畴也。科学分析诚为医学中不可缺少之要素，而一般之规律仍是滥觞于哲学。科学知识仅各种现象内之部分统一，哲学则赅括一切学说而得其完全之统一。因于各门科学之发展，哲学观念亦随时因之而有变迁。反之，因于哲学之启示，科学研究亦因之而有弋获。医学建筑于哲学、科学之间，十九世纪以来，医学之发展每与几多学说、几多发明相骈驰、相绍继、相驳相应，而有万籁群起之观。医学诚为自然科学之一环，然未尝叛离哲学，永井潜曰：“医学与哲学，犹两轮之不可离也。以科学方法检寻病原、分析病理，以哲学技术观察病候、综合诊断，此相需而又相成也。”吾子浅视哲学，非是矣。

一切思想不离概念与范畴，病候繁多，宜有简易之归纳，故建立五段以记体力之差别，标榜八纲以辨病能之性质。正气乃对待邪机而言，阳用即物质之力量。言之具有内容者，是曰充实之概念，不得谓之抽象。抽象者，空无所有也。应用概念时不遗忘其所反映之事实，是曰具体之概念。五段八纲从人体上着想，正气阳用有物质为基础，此非抽象，安可诬为臆测之假定！创立一种学理，其始必有种种之假设，因假设而寻得证据，此所谓演绎法也。先觅证据，然后产生一种公例，此所谓归纳法也。研究学问不出此两大法门，此学者所公认也。医者认识疾病、了解体气、静观伤寒病变之趋势，而定五段之分野，诚为一种假定。由于此假定之方式，以经验药物消除证候，以四性左右体气，以收预期之证明，此亦演绎法也。中医无实验医院，故无实验统计，西医又不屑与中医合作，以科学方法统计中医之实效，故中医虽有优良之治绩，仅传口碑于民间，未能证实于医林。医之贤者，每以其个人数十年之经验，融合修正古来衍传之法，则产生一种合乎逻辑之学说，此亦归纳法也。诚知此项粗浅之解说不能餍学者之欲望，然行远自迩，起于发轫。五段之分，乃余个人研究之所得，非敢谓是即整个中医之规律也。

近人刘子华君，以八卦配合方法推测行星之速率、密度与距离，已得天文界公认而获国际之荣誉。创立学说以待后人之实践，又何足病乎？

吾子以为本体疗法在西医已是中古产物，四液学说相当于五段大纲，平衡之说陈旧不足为法，此似是而非也。须知学说无新旧，求是而已。四液之对象为四液，五段之对象为抗力，同是本体观念，而内容不同，未可一概而论也。

十六世纪以前，欧西医疗思想恒以人身为医疗之对象。科学发展，偏重实验，诊治对象转以疾病为主体。中国汉唐以前亦曾侧重经验，崇尚实效，金元以降，一度偏于理想，有清以迄民国，又复着重证候疗法。医疗思想恒与文化相递邅，今日之是，往日之非也，往日之是，今日之非也，今日是往日之非，而明日又非今日之是。文化如是，医药亦如是。西医同情上古之中药，肯定中医之荒谬，而有废医留药之说，爱鸡厌鹜，未免有遗珠之憾。吾人整理中医，成立比较合乎逻辑之学说，提出人病并重之概念，使外界认识中医愈病之所以然，不仅有药，而且有法。科学西医，非无缺漏，诚能采纳刍荛，以此一得为阶梯，进而研究中医整个之内容，是诚如璞玉之遇良工也。泰山不让土壤，故能成其大；河海不择细流，故能就其深。西医之服膺真理者，必不致漠视现实，讥诮其为陈旧而不屑一顾者也。

溯自欧风东渐，中医学说早已日见动摇，几濒于破产，其所以能苟延残喘者，赖有残余之经验在也。纯有经验而无健全之学说为之联系，是犹失舵之舟无以御无情之风雨也。嗟乎！覆巢之下，理无完卵，吾人再不检讨自己、整理自己、说明自己，则尽其所长，终不为外界所了解；著作等身，终不为学者所公认。吾闻之短不可护，护则终短；长不可矜，矜则不长。学说进步，日新月异，不有破坏，安来建设？彼文过饰非者，巧于藏拙，譬如讳疾终必自毙，此真自掘其坟墓也。学术之保存，保存于学术之持有者，中医不能自我发挥，而欲求庇于显贵，苟合于世俗，以谋保存其不可必得之荣誉与利益，盖戛戛乎难矣。今吾以个人之见解，解说中医之内容，亦欲为中医求保存之道耳，不谅于同人，亦无悔焉。

苏生曰：师言是也。中医有愈病之事实，允宜有科学之真理。无原理、原则可寻之经验，必有原理、原则可寻。搜集各种确切之经验，综合而成系统之学说，此学者之事也。科学之与哲学，犹辅车之相依，不可偏废者也。医学为种种学问之综合，需要实验，亦需要逻辑。使中医而非自然科学，亦应列入人为科学。若谓中医属于哲学，当是实用哲学，而非空想哲学。吾人观察疾病，可以引用科学仪器与工具，而综合诊断，则非有哲学联贯之天才，不为功也。医学而能把握科学、哲学两面，则现实与逻辑各得其全，所谓真善美也。

中医医理晦涩难明，格于俗解，湮没不彰，夫子补苴罅漏，张皇幽渺，阐说新义，不计毁谤，是诚中医之功臣也。窃谓五段学理，乃伤寒总论之解说，中医治疗之习惯，恒以证候为主体。若能别立伤寒证治各论，分析其每个症状之原理、每个症状之疗法，何者为病理之变化，何者为生理之反应，何者为太过，何者为不足，何者为当然之旺盛，何者为非要之兴奋，某种证候在何时为善意，在何时为不良，伴发证候何者为特发，何者为续发，何药作用于体力，何药作用于证候，何种证候必须祛除，何种证候必须扶持，一一说明，不嫌烦琐，俾后之学者，一目了然，有按图索骥之便，则五段学说内容充实，可以证诸实验，可以付之公式，诚所谓悬之国门而无惭，传诸万世而不惑者也。夫子以为如何?

师曰：天下无永恒不变之真理，以法解惑，如舟楫之渡人，初不可泥于舟楫也。一切分类办法都是人为之假定，因证立方，非不简易，然而印定人目，反多机械之非。须知证候之显露，并非疾病之本身，乃是疾病之表现。证候之表现，矛盾错综，每因病原不同、人体不同，而随时变更其表现之用意。吾人不当自颅至踵，分别各个部位之证候，以为研究之单位，更不当舍本逐末，致力于证候之消除。吾人须当把握整体，认识全人，以求其矛盾之统一。得其真则触类旁通，一切治疗原则均可迎刃而解，固不必拘束于一证一药之间也。吾子为普通中医着想，欲以证候为分类，而予以解释，在披阅习惯上，诚有若干之便利，他日有暇，汝其为吾成之。

苏生曰：诺。因收集师门问答，汇而录之，以质诸当世之研究中医者。

跋

苏生家境清寒，幼年就丧了父母。嫁给朱家的姨母把我带在身旁，攻书上学。自从学医成业之后，机会还不差，偶然看好几个病，自己以为了不起，因为人缘还好，口碑也还好，因此我很自负。

那年姨丈朱季安罹了伤寒病，我照例先与辛散宣解，汗出热不减。照我的经验，知道此病不易速痊，为了审慎起见，就延聘了某名医来诊治。他认为姨丈是阴虚体质，汗多伤阴，邪热反炽，所以主张滋清。大家因为他是个名家，据说他有断生断死的本领，方案相当漂亮，所以我也很赞同他的措施。可是一天一天地诊治，病况一天一天地恶化，从烦躁到谵语到昏迷，他说这是一个历程，他还预测以后应当恶化到如何程度，然后可以逆转为安。大家信任他，我也信任他，因为他的方案越来越美丽了。在病的第十天，病态不大妙，神志晦涩，呼吸浅表，时时有发厥之象，我打电话问他，他说这是“转”，一转就有希望的。我们邀他拔号出诊，他晌午才来。这时姨丈已经奄奄一息，他匆匆一看，对我说，这是“转”，叫他们不要慌张，他匆匆地去了。他还没出大门，里面已经哭声号啕，素称强健无病的老人家，就此与世长逝了。

这次的经验使我对于“名医”有了深切的认识。

不幸的事情真会接二连三地发生，在姨丈亡故的第二个星期，承继父业的大表兄朱仰苏又病倒了。病倒却在南汇故里，乡间无名医，当然又是我挡了一个头阵。两帖药不灵，样子又是伤寒，而且症状和姨丈是一个路子。他们慌了，和我商议，我当时主张不宜再请那些赫赫有名的时医，我们应当找寻一个素有学识的医家比较妥善些。他们同意我的主张，但是茫茫医界，究竟谁是学者呢？在那时某某报的顾问某先生，常常有著作在报端发表，问病答方，说来头头是道，我与他素昧平生，然而心仪已久，于是决定推荐了他。病家也很满意，因为“行交行”，总比较靠得住的，他们就重金敦请这位先生专车下乡。他主张下夺，说，非此不足以肃清陈莝。三帖药之后，病情照样变了。我自作主张来给他一帖滋阴开窍，乡下的医生又加上一副清宫牛黄，病情没转机，格外地糟了。他们怪到墙门的风水不好，延了和尚道士，七敲八敲，把病人敲上了西天！

在亲戚悲愤抱怨的气氛中，我自觉没趣，悄悄地溜回了上海。这一次的教训使我增加了不少的空虚，激发了学习的热潮。这时我个人的机会却很好，盐务总局请我担任了医官，同时又担任了两个大学的校医。病人的文化水准很高，逼得我加紧学习，努力模仿，在短短两年中，把生理、病理、诊断等西医书，看懂了粗枝大叶，再加上了词藻思辨的伪装，居然面目一新。人家对我印象很好，业务竟然不差，因为有了固定收入，生活很安定，因此我又沾沾然自负起来。

一九四一年冬天，第二个表兄朱仰山又病了，病了又是伤寒。开始就是伤寒专家看的，七八天不见效，烦躁得很厉害，又找我去看。我根据过去经验，自以为很有把握，足能控制病情，所以不再对一般名家、专家有所依赖，这番很经意地负起治疗的全权。为了特别审慎，同时又会同一位西医老搭档，实行中西会诊，针药并进，从谵语昏糊许多不利条件下，居然把病人拖上了四五个星期，虽然神志还是不甚了了，可是热度总算退了。我很自得，以为这番立了大功，足以拉回前两次扫去的面子。哪里知道病人口腔起了白糜，蔓延到喉头，病情显然又起了恶化。他们背地里又请许多专家，许多第一流，他们对我的治法很有指摘。我那时也是方法用尽，只得见机而退。经过他们几次的清火败毒，到一九四二年旧历元旦，终于撇下了成群的儿女，与世长辞了。

短短的一个时期中，我亲历了三次教训，眼看那责大任重的三位当家人，在医生与病魔的合作下，半推半送的一总结束了辉煌的前程，因此把殷实的朱家，垮了下来。新年里，照例要向姨母拜年，虽然我接二连三的失败，常常负疚在心，可是又不能不去，去了听那两代孤寡的悲恸，真使我局促不安，不知如何是好。

从此以后，我对于伤寒的疗法，不自禁地感到空虚彷徨起来。时髦名医不大靠得住，就是连我自己也不敢信任。我对于古典的医学，心里大大地起了动摇，就是对于西医的伤寒疗法，也发生了怀疑。我为了要追求真理，只是在书本上钻寻答案，可是中西疗法的联系始终难能吻合无间。我为了访贤求能，着实费了些工夫。

听得人家说，徐小圃先生治小儿病有特长，其用药有独到之处，我和徐守五同志凭符铁年先生的介绍，前去学习临证。去了几次，终是莫名其底蕴之所在，后来探知小圃先生的用药是受了祝味菊先生的影响。要想彻底了解这一个谜，我就不揣冒昧，单独前去拜访这位老先生。在数度长谈之下，听得许多闻所未闻的见解，使我茅塞顿开，不得不拜倒门下。

这部《伤寒质难》就是我入门后质疑问难的记录。老师说我悟性很好，不惜将他数十年的经验结晶全盘吐露出来。我承受了这份宝贵的理论，一一付诸实践，果然有其兑现价值。因此我批判地扬弃了旧有的作风，毅然决然地踏上了新生的路线。几年来临床应诊，成绩优异，证实了“祝味菊思想”是一个正确的观点。

这部书完成于一九四四年正当日伪嚣张之时，本记述的字里行间，多少有些反妥协的意味。在治疗上，我们一贯地主张强调抗战，反对因循和苟安。因为环境不许可，一直没有出版。抗战胜利了，一番劫收，令人心灰意冷，又把这件事延搁下来。

上海解放后，老师很兴奋，草拟了一个“创办实验医院”的建议，希望有机会来表现一下。一九五〇年，人民政府发表“中医科学化，西医中国化”的指示，老师认为时机到了，以为我们可毫无顾忌地来讨论学术了。他取得了几位朋友的资助，决心把这部书付印问世。

原因是这样的：

到现在为止，还有许多迷惑旧包袱的旧中医，死死地保守着古典的教条主义。在这部书上，正好是运用旧理论旧笔调，反复辨难地，把正反两面的理论无情地加以批评，说出他们心里所要说的话，因此很容易引起他们的阅读兴趣，或许可能因此而诱发他们的求知欲望，搞通他们的顽固思想。

同时有不少有志向学的同道，已经有了新医的知识，但是因为没有新的汇通示范，常常为了实用上的联系而发生中西脱节的苦闷，这里或许可以给他们一个新的帮助。

照一般讲，学术思想是随时代而进展的。五年来，老师的思想的确有显著的发展，这部《伤寒质难》，五年前的“老账簿”，当然只能代表五年前的思想。书中有不少地方仍是难免于错误，现在匆匆付印，不克详细修正，而且因为体裁关系，凭空抽去了一节，就会影响到整个的联系，所以索性原封不动地刊布出来。希望读者能够随时指出错误或不当的地方，我们将来可以续出一册“质难之正误”，或“质难之质难”，务使学术愈磨炼愈正确，这是我们十分盼祷的。

老师不弃愚昧，嘱我做一个后跋。我于老师的医道不敢妄赞一词，谨将记述的动机与事实，列举以告本篇读者，请各界明哲，多多指教是幸。

一九五〇年七月一日灯下门人陈苏生谨跋

附：创设“中医实验医院”建议书

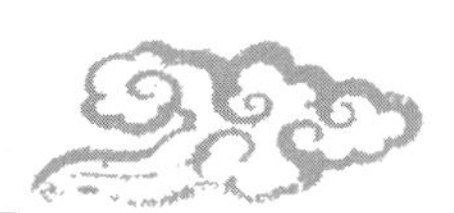

医药这一个问题，直接有关人类的生命、民族的健康，这是每个人民的需要，而且是切身的需要。世界先进各国，对于医药行政，都是非常重视。在科学发达的今天，科学医成为各国正宗的医生，虽然他们稍有派别不同，但是在科学观点上看，他们是一致的。回顾我国医学，至今尚有中西医并存的怪现象。这怪现象自民国纪元起，一直到现在没有终止。

真理只有一个，是非不能并立。医药的本身有关民命，它的真伪是非岂容混淆？一个努力前进的国家里，不该有新旧两种不同的医政同时存在，这是一个矛盾，也是一个讽刺。

科学是解决真理、衡量一切的尺度。新医的成就是从科学方法学习而来，无疑地它是世界科学医的支流，它的合符真理是无可否认的。政府明令以新医医学加入教育系统，列入行政机构，这是当然的，也是合理的，因为它是从科学的园地里成长出来的。

中医的本质如何，一向是一个谜，向来不为外界所了解。其实中医并不神秘，它是我们中华民族自己创造出来的医学，用中国境内所出产的药物来治疗中国境内的病人。在时间方面，已有四千余年的历史。在空间方面，广被二万余方里，远及朝鲜、日本、南洋、马来。应用的人数，真是恒河沙数，无从计算。医学文献的记录，也是汗牛充栋，指不胜屈。凡是一种学术，它的存在、它的应用能够历久而不衰，它的内容或尚蕴有未经表扬的真理，这是应该加以深思的。

自从有了西医，中国的医学界就掀起了新旧的斗争。他们各有各的见解，各有各的学说。他们互相攻讦，互相倾轧。民间对于他们也是褒贬不一，口碑不同。他们各自有其信徒，各自有其背景，谁都不愿屈服谁。在某一个时期，西医争得了上风，提出了废止中医的提案，引起了中医的怒潮。又在某一时期，中医争得了中西医平等的待遭，大为西医所不满。新旧的纷争迄今数十年，总是各辟鸿沟，壁垒森严。

医学是纯粹一种专门学问，历来医政当局，不是西医便是门外汉，对于中医的理论，或无暇细考其意义，或无法判定其是非，所以对于中医的处置，常常举棋不定，无所适从。当局既没批判鉴定的力量，自然只好让它共同存在，让它自生自灭了。这种放任态度加深了新旧间的摩擦，造成了现代各国所没有的怪现象。这种两歧、矛盾、消惑不定的法令，无疑是政制上一个弱点，也无疑是学术界一种玷辱。

摆在眼前的事实，中西医都能治好病，在某种情形下，西医的确优于中医，可是在某种情形下，中医又常常有奇迹表现。我们每每看到中医所不识的病证，一下子给西医找出凭据来了；也常常听到为西医所唾弃的病，居然给中医治好了。这种例子真是多得不胜枚举。

政府关心民瘼，对于医政的设施似不能不妥加注意。中西医的倾轧，决非社会之福。西医的本质，已经有科学的证明，可以毋容置喙。中医有事实表现，当然也不好一笔抹煞。

没有真理决不能造成事实，事实的造成里面一定含有真理。中医虽然能够制造事实，可是未能明白造成此事实之所以然。他既不能了解自己，又不能说明自己，所以他始终在“打不倒、站不起”的情景下，苟延着残喘（梁漱溟批评中医的话）。

中药的有效为西医所承认，也为世界所承认。中药之何以有效，如何运用才有效，在经验上，中医比西医知道得多。西医承认中医有效，可是在临床上真能采用的，少得像凤毛麟角。他们以为运用国药是一种不体面、不漂亮的行为，他们以为一种药物，即使经过彻底分析，把它定性定量，完全明白了它的化学成分、化学公式，还要经过动物试验，推知其在人体上可能发生何种作用后，才敢试用。有些西医明白了这种国药的作用相当于某种西药时，他们还是欢喜舶来的西药。同样的有效，他们宁使利权外溢，不愿采用中药。这真是一种错误的观念，为国计民生着想，都不应该的。

药用植物的成分有的很难分析，所以很多学者经年累月地研究一味药，结果还是劳而无功，所得无几。这是目前科学的工具、科学的方法、化验药用植物的技能还嫌不够胜任，这是每个学者所承认的。单味中药的研究已如此困难，至于那联合数种国药所配成的复方，要明白其何以有效，更不是目前科学所能解答的了。我们尊重中医疗病的成绩，尊重中医有效的事实，不能因为现代科学还无力解答其所以然而放弃不顾，更不可只是赞赏而不屑应用，我们应该抓住现实而努力。

中医对于中药运用得熟练，无疑地胜过任何西医。它是一个识途老马，承袭了学术上宝贵的遗产经验，这经验是经过前人反复斗争得来的产物。探测矿苗，少不了一个熟悉路径的向导。斯大林在六大条件中曾经指出：“要利用和吸收旧的、技术的知识分子群。”一个前进国家在努力革新一切时，对于这份经验的遗产，假使认为尚有利用发扬的价值时，他就应该毅然决然地起来，做这个实践的工作：把中国的旧医药在实验中重新估定其价值，扬弃中医一切不合理的玄学素说，从糟粕中把真理游离出来，而予以改造建设，尽先优先应用道地土产，以减少国家之漏卮。

我们以为要彻底认识中国旧医药，必须用现代的实验方法对照后，然后才能了解这事实的真相。凡是一种学术的实验，必须要有一个公开的场合，所以我们希望有一所实验医院，来从事于实验工作。

这所实验医院无异于一座大熔炉，把中国旧医药加以无情地考验。“真金不怕火”，越有真实内容，越是经得起洗练。中医药经过这一番的考验，它就显露了它的骨子，在严密无情的统计对照下，它的成就是无可非议的了。

创立实验医院的办法是如此的：

每一个病人进入医院后，必须经过严密的科学检查，先确定其病名，然后分别予以治疗，记录其治疗之过程、转归与预后，汇集而统计之。假使统计上指出某一种病，系采用某一种药物，乃至某数种药物，遂造成这痊愈的结果，就可以逻辑地推知某一种药，乃至某数种药，对于某种病是有特效的，因此知道“中医之有效，效在于药”。这被鉴定的有效药物是研究药物的原始原料，以此为据点再进一步研究这一种药物，乃至数种药物中，谁是治疗的主体，再研究这主体的药物，其主要成分是什么，其有效于某病的原因是什么。从感性认识发展到理性认识，这是一种必经的步骤。

假如中医的愈病，在统计上，指出他们是拿种种不同的药物，治疗一般相同的疾病而亦能收到痊愈的结果，这疗效的成因在哪里呢？很多中医之所以愈病，其治疗对象不是专对病（病原体），而是同时对人（人体潜在的抵抗力）。因为病人的体质不同而应用不同的药物来调整他的自然疗能，以至于痊愈。因此可以说：“中医的所以愈病，不仅有药，而且有法。”法，就是一种规律。中医运用这种规律来应付疾病，同样可以愈病，这规律是否合符科学原则呢？当然也值得研究的。

西医的治疗自有其科学公式，它的临床治疗记录也自有其详尽的统计。现在我们只消把中医实验所得的统计和西医已有的统计做一个统计上的对比，那么其间中西医疗上的同异，自可以明若燃犀，毫无遁形了。这种实验统计，虽然不能说它就是科学的全部，然而这种可靠的事实，无疑是研究科学的一种宝贵材料，也应该是医疗界可予采用的新的工具与方法。

我们为了要实现革新中国医药的宗旨，极需要一个实验医院。我们想把中药具有物质根据的材料加以整理，把它吸入科学体系之中，使医疗的领域扩大些，使明日的医学根本没有中西之分。在新的实验启示下，凡是科学医都会应用中药及其应用中药的方法，他们以新的姿态出现，来为人民服务，解决了中西医目前的矛盾，而对于整个人体的矛盾统一，做更进一步的认识。

祝味菊建议　三十八年五月上海解放日

独家附录

病理发挥

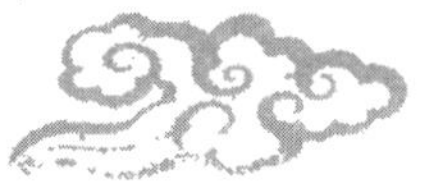

凡　例

一、本书旨趣，侧重官能（即气化）病理，至于器质方面，则付诸阙。若盖以整个的病理学绳之，未免体裁不合，此本书命名，不曰病理学，而曰发挥者，职是故耳。

二、考旧医籍中，谈病理者，向无耑书，未由蓝本，不得不心裁别出，自辟町畦。故文字所胎，不免含有多少之创作性，弗完弗备，无可讳言，幸读者有以正之。

三、本书重心，在营、卫、气、血、阴、阳、虚、实。而其说理，皆纯就国医之科学化的立场发言。唯寒热二端，则散见于上述营、卫、气、血、阴、阳、虚、实之中。如营弱而恶寒，卫强而发热，及其他种种，可以类推而得，故不另为分节。

四、外内因二章，观缕言之，固不仅六气七情而已，不过国医乃认此为最关重大，且有说明之必要，余则可以参考西说，无烦赘述。

五、如症状、预后、经过、转归等，在西籍病理学中，均有精密之叙述。著者以为凡此诸端，或为国医所欠缺。或与诊断有关联，除欠缺者不为强作界人外，他于诊断提纲中详之，故本书概不阑入。

六、本书之作，在使有志整理国医学说者，藉作参考之资，零零碎碎，非敢谓完璧，若以之为研究病理学之敲门砖，则可。若视之为病理学之万有全书，则未可也。

山阴祝味菊著

概　论

吾人为谋适应环境之故，具有天赋生存竞争之能力，凡对于己身有害之侵侮，皆设有防御与抵抗机能，此种种组织，精密周到，始非近世科学所能阐发无遗。唯自然防御装置与抵抗机转，咸有一定限度，苟外来之侵袭超过其定限时，即需人力为之补助，方能回复其原状，此医学之所以由兴也。

医学之目的，在求人类之健康，推而广之，亦在使一些生物皆能得其同等之健康。其最终目的，无非为保持一切健康之工具耳。然既病而欲保全健康，必须施以石药之治疗；未病而欲使其不病，必须尽力卫生之道耐可。盖防病与治疗病，必先明疾病为何物，欲明疾病为何物，必先明了人体于无病时生活之本态如何。

夫万物生化，几似莫可端倪，然归纳其究竟，实不外乎物质与势力之变化耳。旧有太极之说，骤视之，固然染玄学色彩，为近世科学所不道。顾其微言大义，殊有足取。如云太极动则生阳，静则生阴者。盖阴阳二字之意义，无非是哲学上所动得及能动的两种术语之代名词。犹之物质与势力，初无二致焉。人体之构造，虽复杂至于不可名状，要不外乎由物质所构成之躯体耳。其生活现象，虽穷极必奥，质言之，亦不外乎阳生于阴，即势力发现于物质性躯体耳。西医学说，以人体成分之原基，归纳于细胞，人体即由细胞分裂增殖而组成。此与古时太极学说之演绎法相当。其言曰：太极生两仪，两仪生四象，四象生八卦，与西说细胞变形之分裂例，一分二，二分四，四分八之说，极相吻合。惜其无实验根据，为之印证其说耳。人体既为细胞之合块，生活现象，既为细胞势力之总和机转。则吾人之躯体及生活，亦可归纳于物质与势力之原理亦。盖溯其来源，毕竟不外乎阴阳动静之变化云而。

夫物质与势力，本有密切关系而不能相离，此科学上之原则也。可知吾人之躯体与生活，亦不能相离。故欲研究人类生活之本性，须先明生活根源之人体的构造。所以攻医学者，必先研究解剖学，以为察知生活本性之基础。其次则生理学尚焉，生理学为研究人类共同之生活机能，即所谓健康生活。然物有变，事有异，四季递迁，不能无昼夜长短寒暑温凉之变化，何况吾人复杂之躯体，决非恒久不变之物。加以受内外种种以原因支配，变异之来，岂能或免？苟躯体之物质与势力，一朝变异，则其生活机能，不得不从而异变，此自然之理也。吾人称此生活之异常，曰疾病。其身体上物质与势力之变化，曰病变。疾病与病变之不能相离，一若生活之与躯体，势力之与物质。故研究疾病，当溯其来源，探求躯体之阴阳变化，以明生活所以变异之理，而后疾病之本相可得而知矣。

疾病者何，吾人生活何故而变为疾病，欲解释此二问题，必先明健康生活为何物。且疾病之概念奚如，亦不可不知。盖“健康”“正常”云者，乃对于躯体器官之构造如常，其生活机转循规则而运行，其人有快活健全感觉之状态而言。所谓疾病邪变者，在中国医学上之解释，非阴阳不和，即气血失调。吾人已知阴阳之定义，则阴阳不和者，即对于躯体器官有物质与势力之变化，其生活机转发生障碍，其人呈不快感觉之状而言也。

吾人自离母体以至于终老，无时不受外界事物之支配，若气候、水土、起居、饮食等。稍有不合，皆能影响健康生活，次等外界事物之分量及性质，其变动固漫无限制然吾人所以仍能维持健康生活至一定度量者，实赖所谓调节机能之天然妙用。何谓调节机能？即躯体正气之机转，应外界变化以维持其健康生活者也。然调节机能之力量有一定限度，倘外界之变化过剧或自身正气薄弱时，调节机能不足应付，生活状态因而异常，是即疾病。然则疾病云者，乃吾人正气机转，对于外界之异常作用，不能调节所发生之现象，即调节作用缺乏之表示，亦即所谓正不胜邪也。

依西方学说，人体之原基为细胞，而躯体即为细胞之合块，细胞以分裂而增殖，乃生命体之单位。有细胞间质互相结合而成组织，组织相集而成脏器，脏器相集而成人体。故细胞实为躯体之原素。若遇外界原因即刺激来袭之时，细胞则以生物自然之性起而抗之，即旧说所谓正与邪争。于是细胞之形质势力发生变化，其机能或减退，或亢盛，即旧说之虚与实也。此即异常之生活现象，故疾病之本性，实乃细胞变化，而对于原因之反应机转也 。由是可知健康与疾病，在性质上无所异，所异者，不外乎细胞机能知表现。在健康时，为正规，在疾病时，或减退或亢进而已。故病理之变化，虽微妙错综，实不出乎阴阳虚实四者范围之外耳。

病　理

我国医学，向无系统，就病理学而论，亦向无专籍，虽有《内经》一书，其中之涉及病理者颇多，然意旨微妙，语多空泛，且条理极其紊乱。初学得之非特茫无头绪，亦且难于领会。至于西医之病理书，则其叙述，井井有条，理论亦较为却当，殊非国医籍所能比拟。然而彼所论者，详于器质病理，而忽于官能病理，此诚病理学上之一大缺点。本篇乃仅于官能病理，为之分别说明，故虽于国医学说有所阐发，而实亦补偏救弊之亦道焉。若夫器质病理，则译本之病理学书，言之綦详，不妨借镜，殊无发挥之必要也。夫人体为细胞所构成，各个细胞，均有独立之生活机能，即营养、繁殖、活动等玄妙之作用，此等作用，名曰官能。诸细胞支配于全身统一力之下，乃为一大活物。凡有益于生活者，则取之，有害者，则弃之，若有侵害之者，随起反应作用，以抵抗之。如发热、咳嗽、呕吐、泄泻等症状是也。次等症状，名曰官能。研究一切官能障碍之学说，名曰官能病理。此种病理，其所论，皆为抽象而非具体耳。

第一节　营卫障碍（生放温官能疾患）

人体系有定温之动物，故常人体温高下，所差甚微。如过高过低，皆能影响脏器官能，发生变化。吾人体温，遇外界原因支配，而能保持一定之度量，不致紊乱者，全赖营卫调节机能，为之调节。疾病初期，大都由营卫失调，生活机能障碍所致，故于官能病理篇，首揭营卫障碍焉。今分三类，约略言之。

一、营障碍（生温官能疾患）

吾人体温，源源散失，而仍能继续补充，不致低落者，全赖体内筋肉腺器等之酸化燃烧作用，由中枢神经主宰而调节之。此调节机能，即名营气。一旦障碍，则生温或亢进，或减退，而呈异常状态。生温失调，亦有强弱之别。

（一）营弱即生温低减，由司温中枢之衰弱，或皮肤放散太过，及身体组织之化学机转减退。体温低降，脏器官能，亦因而迟钝，例如伤寒少阴证之脉微细，但欲寐等症状是也。

（二）营强即生温亢进，由身体组织之化学机转增盛，或司生温之神经中枢受刺激，致生温超越常度，放温不克相应，体温升腾之结果。而呈伤寒阳明经证，发热而渴、自汗、不恶寒、反恶热等症状是也。

营气之强弱，影响于脏器，异常重大。盖生温少，则体温低降，诸脏器官能减退，全身营养，俱有障碍之虑。生温多，则体温升腾，身体诸官能亢进持续日久，体内蛋白质分解过度，营养液消耗不资，各脏器官能，亦因此发生障碍，而起明显之病变。

二、卫障碍（放温官能疾患）

人之体温放散，能保持一定度量，其责任，全在卫气之调和与否。卫气者，即肺脏与皮肤所营之一种放温机能也。卫气调和，则体温不致发生变化。若受外界环境之要约，卫气或停顿，或亢进，则体温失调，而成发热恶寒之生活异常状态。卫气失和，又分为两类。

（一）卫弱即放温机能低减。由于皮肤血管收缩，汗腺闭止，体温不得放散，结果则成恶寒战栗，续以发热、无汗等症状。例如仲景太阳伤寒，人体为寒冷侵袭，皮肤官能，即发现异常之状态也。

（二）卫强即放温机能亢进。由于皮肤血管扩张，汗腺分泌增加，则发热、恶风、自汗出等症状，因而发现。例如仲景太阳中风，因皮肤受流动空气之刺激，其官能即起一种反应之兴奋状态也。

第一，卫弱之结果，其体温升腾，达于极点，遂致体力消失，抗毒素缺少，续发他种症状。第二，卫强之结果，则津液消亡，内脏枯燥，水分无以供放温之调节，体温亦得升腾达于极点也。

三、营卫同时障碍（生放温官能共同疾患）

夫营与卫本有相互密切之关系，如生温异常，而放温尚不失其常度；或放温异常，生温尚无变化者，其病机之转变进行，较为徐缓。如生温放温同时异常，则病机传变，必速而且剧也。例如仲景书中，太阳病之大青龙汤证，即放温亢进，生温低减。少阴病之通脉四逆汤证，即生温与放温同时低减也。

官能之亢进与低减，尚需辨别其虚实，虚实于治疗尚大有关系，不明虚实即失却国医之精要矣。如上文太阳病，大青龙证之放温低减，为实，少阴病，通脉四逆证之放温低减，为虚，余可类推。

第二节　气障碍（神经官能疾患）

夫人为万物之灵者，即因神经发达，迥异其他一切动物。世界越文明，知识越进步，而患神经官能病者，亦越多，此神经官能病理之所以不可不研究者。古人不精解剖，不知神经为何物，对于一切神经官能疾患，往往以病之症状推测病理，甚至以证候分属内脏。如《内经》诸风掉眩皆属于肝，诸热瞀瘛皆属于火，诸暴强直皆属于风之类。此等笼统观念，亟应为之改正，而旧医籍所载一切心气肝气病，与近世所谓神经病，两相印证，实际上泰半符合，唯名称各有不同耳。盖所谓心气者，即指有意识之神经作用而言。肝气者，系指无意识之神经作用而言。故旧说之气字，乃概括神经之诸般作用也。良以脏腑之内，皆有神经装置，以表现其各个之机能。设神经而受障碍，则呈病理机转，但有虚实之不同，试分别言之。

一、气虚（神经官能减退）

气为神经之作用，吾人既有相当之了解，则可证明人身无处不有气之存在。若一旦受内外因之侵袭，则易陷于衰弱境地，即《内经》所谓邪之所凑其气必虚是也。但气虚则易动，故就中又有麻痹与兴奋之分。

（一）麻痹　麻痹之属虚性者，盖因神经衰弱，各脏器之官能减退，新陈代谢障碍，营养失调，身温低降，精神乃见萎靡，思想为之迟钝。例如痿废、白痴、健忘、消化不良，及伤寒少阴之但欲寐等，皆此类也。

（二）兴奋　兴奋之属虚性者，盖因气虚之人易于感动，稍受刺激，便觉情绪紊乱，神志不宁，而呈种种神经过敏之状态。例如遗精、自汗、怔忡、失眠及遇事愤怒等，即世俗所谓肝阳太旺，皆此类也。

二、气实（神经官能亢进）

气足之人，其神经官能协调，反应力强，不易发生障碍。设一旦而遇猛烈之病因侵袭，乃呈反生理之亢进机转矣。故气之病理，非仅于消极方面显其作用，而亦有积极的表现焉。经云：重实者，大热病，气热脉满也。盖即状其亢进之病理而。唯气实则易闭。故就中又有兴奋与麻痹之分。

（一）兴奋　兴奋之属实性者，盖缘外因刺激，体温亢进，神经受大热熏蒸，顿起过度兴奋之现象。例如《伤寒论》阳明病之谵语发狂，及《内经》所谓欲登高而歌，弃衣而走等是也。

（二）麻痹　麻痹之属实性者，盖缘骤遇刺激，血行障碍，或神经中毒，及脑震荡等所至。例如眩晕猝倒，不省人事，小儿惊痫，及《内经》所谓气血并走于上，则为大厥等是也。

第三节　血障碍（循环官能疾患）

血液循环之发明，吾国当为首屈一指，虽医学上有突飞猛进之欧美，犹落吾人后头，此盖世界医林所共识，而弥足珍贵者焉。《内经》所谓周营不休，五十而后大会，阴阳相贯，如环无端，即指此也。夫血液之于人身，关系至为密切，盖食物之由摄取消化后，必经血液吸收，输送于所需要之各脏器，而完成其营养工作。此仅就生理方面而言之，若夫病理方面，循环障碍，则抗毒素之减少，内分泌之失调，皆必随伴而来，每易惹起全身症状。然血之病理的分类，有虚实二者，略述于后。

第一节　血虚（贫血）

血虚，乃血液较常量减少或稀薄与枯涩之谓。在病理上因血虚之结果，而来营养障碍，全身细胞，皆呈萎缩，且有影响及于各脏器之官能者。经云：血之与气，异名同类。盖谓势力由物质而产生，物质既由病变，则势力亦必因之而起障碍矣，亦即《内经》所谓阴阳互根之理也。然其历程，又有直接与间接之分。

（一）直接　血虚之属直接者，乃因血管破裂，血液漏出管外而然，例如咯血、吐血、衄血、便血、女子崩漏及器械损伤等皆是。

（二）间接　血虚之属间接者，乃因疾病机转，而致血中水分消耗，例如霍乱、中暍、温热、伤寒之类。或因营养不良，及造血脏器疾患，而致血液来源缺乏，例如胃病、金匮女痨疸之类皆是。

第二节　血实（充血）

人身血液，皆有定量，富于此者，即贫于彼。故血实之病理，只有局部症状，而无全身症状，因其一部分血液加多，致毛细管之渗透过甚，组织浸润，细胞胀大，温度增高，而呈种种病变。经云：寒气稽留，炅气从上，则脉充大而血气乱。盖即形容血实之现象也。然其性实，又有动脉性与静脉性之分。

（一）动脉性　血实之属动脉性者，由于病因刺激，血行障碍，动脉血压亢进，局部血液，输入增加而起。例如冻伤、火伤、痈肿、丹毒、中暍及热证斑疹等皆属之。

（二）静脉性　血实之属静脉性者，由于疾病机转，致血液环流障碍，血行瘀滞而起。例如肺胀、水肿、癫厥、阴疽及《内经》之诸痹等皆属之。

病　原

病原之研究，在西医，只认有形的细菌原虫及其他等，为疾病之原因，而否认无形的六气七情。夫所谓细菌原虫，则镜检之下，历历可数，故不能不认于医学之发明史上，确有相当价值。而其否认六气七情为病原之一种者，斯亦未免过于偏执，而有不彻底之遗憾焉。何以言之，盖细菌原虫等，固足为病原体，但苟无六气七情为之诱因，则抵抗充实，抗毒力强，虽有细菌原虫，亦难遂其发育。然则国医之重视诱因，洵可谓上工治未病也。本篇对于病原，乃专注在六气七情方面着笔，而细菌原虫等，学者可于细菌学及其他有关系之书中求之，此则存而不论焉。盖西医对于细菌原虫等，研究有素，穷源竟委，铁案如山，固非国医所能媲美，而亦无所用其发挥也。

第一节　六气之外因

夫国医之所谓六气者，即西医所谓气候之寒暖、燥润、动静与夫气压之高低等是也。人在自然界气交之中，诸般动作，即不能不受其多少之影响，设一旦变迁太骤，而人体内部之种种官能，不能与之调节适应，则生理的机转，将变而为病理的状态矣。在西医籍，亦认此为外因之诱起，但不重视之耳，而国医却认六气为外因重大之诱因。斯则观察点不同，故治疗上乃因之互异也，此亦中西医学上之一重公案也。

一、风

风为流动的空气之产物，富于刺激性，旧说谓风善行数变者，亦以此故。因其富于刺激性，致人体触受，皮肤官能，乃呈亢进机转，此即仲景《伤寒论》太阳中风、发热、自汗出之病理也。其中风之“中”字，与矢之中的“中”字相类，形容风之刺激，可谓淋漓尽致矣。但凡寒热燥湿，皆由空气之变动而来，故旧说谓风为百病之长者，其理由盖于此。

二、寒

寒为热之反，亦即低温之代名词也。寒性凝滞，故人之受其侵袭者，皮层血管，即起收缩，而来贫血之感。（恶寒）及生理之反射力起，乃呈充血现象。（发热）唯因蒸发机能尚未调节，致体温郁而不达。此即仲景《伤寒论》太阳伤寒，恶寒无汗，或已发热，或未发热之病理也。

三、暑

暑即热也，亦即高温之易词也。夫人之生存，须在适当之温度中，若温度过高，则人生之调节机能，失其效用，不能与之相应，而起病理变化，设使温度愈加，而汗腺之分泌，亦因之愈盛，继长增高，终至于津气消亡，虚脱而死者。此即仲景金匮太阳中热，汗出恶寒，身热而渴，主以白虎加人参汤之病理也。故暑病仅有中热（即中暍）之一种。如暑时而病伤风或伤寒者，乃当从伤风或伤寒例治之。

四、湿

湿即水蒸气也。空气中水分饱和，则人身蒸发机能因起障碍，在病理上必见放温困难，汗腺之分泌物，潴留于皮肤中，不得燥化而排泄之，乃酿成种种湿病。如仲景金匮太阳病关节疼烦之湿痹，一身尽痛，发热，日晡所剧者之风湿，及身色如熏黄之发黄证等，皆其适例也。

五、燥

燥乃湿之反，故昔人云：有湿则润，无湿则燥。在病理上言之，气候渐寒空气中之水分含量过少，而人身表皮之水分蒸发，乃异常增多，其结果，致津液枯涸，各器官之黏膜干燥，极易诱发咳嗽、咽痛、痿痹等症。《内经》云：秋伤于燥，上逆而咳，发为痿厥。即此例也。

六、火

火乃热之甚也。微诸病理，属于外因者，仅火伤之一种，盖因高热之故，而起血液变化之循环障碍，乃于体内形成毒素，致心脏麻痹而死，即旧说火毒攻心是也。而前人所谓六气皆从火化者，乃就病理之机转而言，非得与于外因之列也，是不可以不辨。

第二节　七情之内因

夫国医之所谓七情，西医则概括于动作之中，顾其所述，有略焉不详。而国医于此，则条分缕析，且认为内因重大之诱因也。盖疾病之起，固由于外因之诱发，然人身内部组织，苟无欠缺，则抵抗力强，虽有外因，其奈之何哉，罕譬而喻，设当传染病发生时，在同一区域内之人，何以甲感染而乙则否者，此缘甲有内因之存在故，然则国医之重视内因也，其故可深长思矣。

一、喜

人当喜时，其精神兴奋，活泼泼地，神经条达，官能缓和，如能适度，固有益于身心，若超过相当之程限，则神经弛缓，血液还流因之迟滞，而心脏乃受起影响焉。经云：喜则气和志达，营卫通利。此盖言喜之属于生理者。又曰：喜伤心。此乃言喜之属于病理者。

二、怒

怒为无意识神经之冲动，而表现之一种精神状态也。其时人身之动脉，血压增加，静脉环流停顿，致末梢血液郁滞，而呈怒张之象，其结果，或微血管破裂，或肝脏分泌增加，而构成种种之病理机转。经云：怒则气逆，甚则呕血及飧泄。又曰：怒伤肝。皆即此而言也。

三、忧

忧之病理，乃神经郁滞，不能条达，而伴发颓丧、懊侬、沉闷、短气种种之消极的现象，致新陈代谢机能，郁生障碍，而于呼吸器为尤甚，其影响及于吾人之生活者，殊为重大，未可默然视之也。经云：愁忧者，气闭塞而不行。又曰：忧伤肺。盖皆有所见而云然。

四、思

思想本为创造力之结晶，文明演进，此为重要元素，苟非越出相当之范围，殊觉有利而无害。若超过其一定限度，则神经疲劳，消化官能，因之延滞，而食欲减退，则全身营养，亦均起障碍。故思于病理，乃相对的，而非绝对的。经云：思则心有所存，神有所归，正气留而不行。又曰：思伤脾。此盖指绝对的病理而言也。

五、恐

恐之成因，由于感受刺激，有意识神经之抑制太过，故无意识神经之作用，被其遏止，而显出一种畏怯之状态也，其见于病理者，乃感血液沉降，发射迟钝，例如恐怖之人，往往有寒栗或失溲者，盖即由此机转而来。故云：恐则气下，恐则精却。又曰：恐伤肾。皆就形能上而推勘得之。

六、悲

悲因伤感之刺激，由有意识之中枢神经，反应兴奋而起之表现也。其在病理，必见呼吸浅表，心之搏动亢进，经时过久，则吸氧、排炭与夫血运之上之诸种种机能，皆陷入退行性之疲劳状态矣。经云：悲则气消，悲则心系急，肺布叶举，而上焦不通，营卫不散。对照以观，和若符节。

七、惊

惊虽为内因七情之一，而其表现，乃由于被动，与恐之属于自动者不同。至其病理，盖由神经感受暴来猛烈之刺激，致应付环境之官能麻痹，失其作用，而呈木乃伊之状态也，如不能回复其原状时，每易招致癫痫精神病等。经云：惊则气无所倚，神无所归，虑无所定。可谓描写入神。

跋

不佞自欧游归后，厕身言论界五载有余，所有精神强半消磨于笔飞墨舞之中，于是旧患肺结核病，因之复发，乃去职修养而从吾师，游吾师之于医学，寝馈于斯道者几三十年，汇新旧之学理，冶中西于一炉，蜚声海上遐迩知名，固无俟不佞申说之也，乃者吾师整理其旧著。祝氏医学业书十种，将以饷后学而贡医坛，不佞恭襄其事，乐于观成，唯以管窥之见，安能妄测高深，咏高山仰止之诗，更不敢赞一辞矣。

受业罗济安谨跋于甬上退思斋

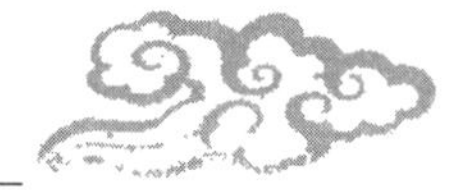

凡 例

一、诊断学之内容，充分言之，固不仅脉证两端。然本书以提纲名，凡所言者，皆其纲领耳。若求完备，当让诸专书。

二、本书于脉之举例，数仅三十，其余似嫌枝蔓，概不采入。严格言之，临床应用上，即此所举之三十种脉，已觉其多。殊无兼收并蓄之必要也。

三、脉学至繁，旧有专籍。本书仅于诸脉之下，分列四项，加以科学的说明。挂一漏万，知所难免。唯活法在人，是在临床家之隅反耳。

四、如何脉象而见如何之主要疾病，此盖言其常。自其变者而观之，亦每有见此脉而不见此病者，此古人所以有舍脉从证、舍证从脉之论也。读者宜明辨之。

五、舌之与证，关系至密。而于胃肠病，尤为显著焉。本书论舌，多有为前人所未道及者，盖皆从临床经验上得来。与好为矜奇立异之谈者，迥不相侔。

六、疾病之来，千变万化，苟欲一一网罗其症状，而为之详细说明，固非本书之职责。然于个中所叙述者，实有本诸心得。无一空论。斯则敢为读者诸君正告焉。

导　言

西医于诊断，则偏重于听诊、打诊、测诊。而于持脉之触诊，乃不甚注意。例之国医，适成反比，盖国医视切脉为诊断上重要之一端。以其观察点，则在人身之气血方面（气血之真谛详拙著《病理发挥》）。既病之后，气之变化如何，可于脉之势态上得之。血之变化奚若，可于脉之形态上求之。因种种病，而现种种脉。临床经验，信而有征。与西医触诊之仅计其脉搏次数者，未可相提并论。而病理上气血之变化，表现于外部者，厥唯诸般之证状，故《内经》云：能合色（指证状言）脉，可以万全。斯诚为诊断学上之铁板注脚也。且任何疾病，未有不影响于气血者。就气血之观察而下诊断，理论上殊为圆满。故本书以脉证为二大提纲，如能心领神会，运用愉快，则于诊断学思过半矣。外此姑从略焉。

脉　理

脉理者，乃有脉搏变化而考察其病理机转之谓也。然脉有形势之分，浮沉者，言其形，于此而可以觇其血之贫富焉；迟数者，言其势，于此可以窥其气之强弱焉。而浮沉迟数，又往往不能单纯独见，更兼有其他各象。故必于脉之形势病理有深刻之了解，而后乃可下主要疾病之诊断，更能推知其兼象之何属焉。根据以上所述，分列四项如下。此节取材，系本石顽老人之诊宗三味。

浮　脉

形态：下指即显，按之稍减而不空，举之泛泛而流利。不似虚脉之按之不振，芤脉之寻之中空，濡脉之绵软而无力也。按下指即显，殊不甚确实。如肥人富于脂肪，何能下指即显。故须推其肉空，始能有得。

病理：浮为经络肌表之应。盖言正气机转，有向外抵抗之势。脉管软滑，而血液充实。但本脉有时间性，初病见之者顺，久病见之者逆。

主要疾病：伤寒太阳病。

兼象：浮而缓，为中风。浮而紧，为伤寒。浮而数，为温病。余类推。

沉 脉

形态：轻取不应，重按乃得。举之减小，更按益力。不似实脉之举指迫迫，伏脉之匿于筋下也。

病理：沉为脏腑筋骨之应，盖言血压低降，末梢动脉血液少，正气衰微不能外抗之象。

主要疾病：寒邪直中少阴。石水、正水、寒疝等。

兼象：沉而紧，为里寒。沉而迟，为阳虚。沉而数，为郁热。余类推。

迟 脉

势态：呼吸定息，不及四至（一分钟不及六十至）而举按皆迟。不似涩脉之参伍不调，缓脉之去来徐缓也。按定息云者，似一呼一吸之间略为停顿之意。

病理：迟为阳气不显，营气自和之象。阳气不显，盖谓官能低减。营气自和，乃云生温机能无亢进能力，以补充其散失之体温。而营气自和之自字，殊觉耐人寻味。盖言营气仅能维持其自身之现状，不能顾及卫气之消耗故也。主要疾病：阳虚、寒积等。

兼象：迟而滑，为气病。迟而涩，为血病。余类推。

数 脉

势态：呼吸定息，六至以上（一分钟八十至以上）而应指急数。不似滑脉之往来流利，动脉之厥厥动摇，疾脉之过于急疾也。

病理：数为阳胜，热邪流博与经络之象。经谓神经，络指脉管。盖因官能亢进，生温升腾，致使神经兴奋，脉搏增加故也。

主要疾病：诸热病等。

兼象：数而虚，为中气不足（虚火）。数而涩，为血虚（即阴虚生内热）。余类推。

滑 脉

形态：举之浮紧，按之滑石。不似实脉之逼逼应指，紧脉之往来劲疾，动脉之见于一部，疾脉之过于急疾也。

按："按之滑石"，石谓实也。又动脉之见于一部，征诸临床经验，殊为不合。其理由，容于动脉中详之。

病理：滑为血实气壅之象。盖谓气血兼盛，而脉波乃见充实流利也。

主要疾病：中风（中风之属于脑充血者）蓄血等。

兼象：滑而数，为宿食。滑而实，为病在外。滑而大，为元气内伤。余类推。

涩 脉

形态：指下涩滞不前。《内经》谓之三五不调。不似迟脉之指下迟缓，缓脉之脉象迂徐，濡脉之来去绵软也。

病理：涩为津血亏少，不能濡润经络之象。乃因血液枯减，神经失养，动脉血流濡涩之故。

主要疾病：血痹、虚劳等。

兼象：涩而数，为虚热。涩而浮弱，为无子。余类推。

虚 脉

势态：指下虚大而软，如循鸡羽之状，中取重按，皆弱而少力，久按仍不乏根。不似芤脉之豁然中空，按久渐出；散脉之散漫无根，重按久按绝不可得也。

病理：虚为营血不调之候。按此说，征诸病理为非是。营血不调，应改为营气衰弱乃合。盖气为神经之官能。脉搏之动，由于心脏弛张，而神经实为之主。神经衰弱，则心脏弛张之力当然减少，脉安得不见虚象。可知此非血虚，乃气虚耳。故本脉浮中沉三部均可见。

主要疾病：气虚。

兼象：虚而涩，为气血两亏。虚而数，为气虚之极（此处之“数”字，不宜作热论。盖为神经虚性兴奋之自然结果。如将灭之火，必见回光之象）。余类推。

实　脉

形势态：浊滑盛，相应如三春，而按之石坚。不似紧脉之迸急不和；滑脉之往来流利；洪脉之来盛去衰也。

按：本脉形势两态兼而有之。更应注意者，三春系状脉搏鼓指之态。盖言其石坚故也。

病理：实为中外壅满之象。乃因动脉血液充盈，血压亢进故也。经云：邪盛而实。非正气本充之谓。

按：非正气本充云者，非谓正气衰弱，乃指邪正相争而言。盖必邪正之势力相当，始能脉见实象。以其自然疗能健在故耳。但本脉有时间性，如下后或大汗后见之者，均危。

主要疾病：伤寒阳明腑实等。

兼象：实而浮，为表实。实而细，为有积滞（此处之细字不可认作虚象，以其中有积滞，致血液不能流畅，与此更可证明邪盛而实之言为有味也）。余类推。

弦　脉

形态：直以长，举之应指，按之不移。不似紧脉之状如转索，革脉之劲如弓弦也。但应注意者，按之不移之“按”字，宜作“推”字解，以弦脉非按之可得，必推其肉空而后乃能取之也。

病理：弦为阳中伏阴之象，乃言脉管紧张而富于弹力之性也。此处之阴阳系谓寒热。因弦脉皆为寒热相搏之候。

主要疾病：水饮、冷积、伤寒少阳病（太阳伤寒必见紧脉，紧为弦疾之合，以其自身抵抗力足与病势相争。盖弦乃脉管紧张，疾乃血行过甚。病至少阳，则正气虽欲抵抗病机，而因其血行减退，故脉仅弦而不疾）等。

兼象：弦而迟，为寒积。弦而滑，为瘀血（于此有须郑重注意之点，必弦而滑乃可攻。若在妇人，仅滑而不弦，则为孕脉，攻之必胎大害）。弦而涩，为虚劳、内伤。余类推。

缓　脉

形势态：从容和缓，不疾不徐，似迟而实未为迟。不似濡脉之指下绵软，虚脉之瞥瞥虚大，微脉之微细而濡，弱脉之细软无力也。

按：本脉形势两态兼而有之，且有时间性。如下后、汗后及厥阴病而见本脉者，皆属正气机转之好现象，以其有胃气故也。但须说明者，缓与紧相对待，不必专从至数论。

病理：缓为脾家之本脉。盖言阴阳调协，脉搏冲和也。故此脉象，乃属生理的，单纯无病理可言。

主要疾病：无有。以其在病理上不能单纯独立故。

兼象：缓而弱，为脾虚。缓而浮，为伤风。缓而细，为中湿。余类推。

洪　脉

形势态：既大且数，指下累累如连珠，如循琅玕，而按之稍缓。不似实脉之举按逼逼，滑脉之软滑流利，大脉之大而且长也。

按：本脉形势两态兼而有之，且属兼象。观“既大且数”四字可知。故凡言洪脉，必有大数之含义存焉。

病理：洪为火气燔灼之候。乃因生温升腾，血流加速，血压增高，末梢之动脉充血故也。

主要疾病：温病、伤寒阳明经病等。

兼象：无其他兼象，唯有时间性。如失血、久病、洞下及大汗后见之者，均属危候。《内经》所云脉证相反，即指此而言。

微 脉

势态：似有若无，欲绝非绝，而按之梢有模糊之状。不似弱脉之小弱分明，细脉之软细有力也。

按：本脉与虚脉最易混淆。其分别处，本脉则至数明，脉波起落均稍觉模糊，而虚脉则浮中沉三部至数均分明，唯少力而已，并无模糊之状。故本脉较虚脉更为甚，是不可不知也。

病理：微为阳气衰微之候。乃因神经衰惫，动脉血压低降故也。

主要疾病：亡阳、失精、脱泻、类中等。

兼象：微而细，为伤寒少阴病。微而缓，为伤寒厥阴病（伤寒传至厥阴，虽病邪减退，而正气亦感不足耳）。余类推。

紧 脉

形态：状如转索，按之虽实而不坚。不似弦脉之端直如弦，牢革之强直搏指也。

按：本脉为弦疾之合。弦则脉管紧张，紧则反是。故曰：按之虽实而不坚。而疾乃血行过甚之谓。故本脉当察其形态，不能审其至数。盖其至数甚有一百数十至者，若仅注意其至数，认疾为亢阳无制，则鲜有不偾事矣。

病理：紧为寒邪收引，热因寒束之象。盖言放温机能减退，体温蕴蓄，心脏搏动亢进，血压增高，动脉血液充盈所致。按热因寒束之热字，系指自身体温言，非谓热病。故治当发散，即《内经》所谓火郁发之是也。若认为热病而进以凉药，则无异于操刀杀人矣。

主要疾病：伤寒太阳病，乃寒邪凝滞，血郁气阻之痛证等（多数痛证皆见本脉。若太阳伤寒，则痛在全身。若寒凝邪滞，血郁气阻，则痛在局所，即炎证初期。亦有属于寒凝之象者）。

兼象：紧而浮，为表寒。紧而沉，为里寒。余类推。

弱　脉

势态：沉细而软，按之乃得，举之如无。不似微脉之按之欲绝，濡脉之按之若无，细脉之浮沉皆细也。

病理：弱为阳气衰微之候。乃因神经衰惫，官能减退，动脉血压低降故也。

主要疾病：虚劳、脾胃虚寒等。

兼象：弱而迟，为虚寒。弱而滑，为新产。余类推。

长　脉

形态：指下迢迢而过于本位，三部举按皆然。不似大脉之举之甚大，按之少力也。

按：古人对于长脉之观念，注重部位，多以上鱼际下尺泽释之。故曰：过于本位。然吾人之意，殊不尔。以长脉须从脉搏上诊察，而着意于其应指面积之长短何如，不能以部位面积长短定之。盖瘦人以瘦故，每多见长。肥人以肥故，每多见短。若专注重部位，又将何说之辞耶？

病理：长为气治之象。乃因神经条达，血流和畅而然。在平人则为气血充足，在病理则为官能亢进，而有向愈之机矣。

主要疾病：无有。以其在病理上，不能单纯独立故。

兼象：长而浮，为经邪方盛。其他则无。

短　脉

形态：尺寸俱短，不及本位。不似小脉之三部皆小弱不振，伏脉之一部独匿不前也。

按：不及本位之观念，错误与长脉等，可参照而知，不赘述。

病理：短为气病之象。盖缘神经衰弱，动脉血流减退故也。

主要疾病：无有。盖病时而见本脉，必因其人心脏衰弱已达极度。病机至此，皆属危候。如古人所云：亡阳谵语脉短者死。是也。

大　脉

形态：应指满溢，倍于寻常。不似长脉之但长不大，洪脉之既大且数也。

按：本脉有时间性。如痢疾初期见之无妨，久则足徵其正气衰败也。又如伤寒未发汗前，见脉大而紧者，固无碍。若中风证而误用麻黄发汗，以致亡阳而见本脉者，则为危候矣。

病理：大为病进，又为正虚之象。乃因神经弛缓，脉管扩张所致。

按：此应于虚实上着眼。病进之大，必见充实。正虚之大，必见软弱。前者由于脉管血液充盈，其大也，乃自动而扩张。细心体会，当能辨之。

主要疾病：伤寒阳明病（此属实者）、痨疾（此属虚者）。

兼象：大而涩，为胀满。大而浮，为正虚。余类推。

小　脉

形态：三部俱小，而指下类然。不似微脉之微弱依稀，细脉之微细如发，弱脉之软弱不前，短脉之首尾不及也。

按：本脉有时间性。如汗后下后而见之者，佳。

病理：小为正气不充之象。乃因神经衰弱，动脉血压低减，抵抗力薄使然。

主要疾病：无有。以其在病理上，不能单纯独立故。

兼象：小而弦滑，为实邪固结（如水饮之澼囊等）。小而迟，为虚寒。余类推。

芤 脉

形态：浮大弦软，按之中空。中取难不应指，细推仍有根气。不似虚脉之瞥瞥虚大，按之忽然无力也。

病理：芤为血虚不能濡气。

按：气字有语病。以气指神经作用言，此因血少脉空，濡气奚益。盖由血液骤减，脉管之形质如故。唯须注意者，本脉必在暴亡血与液时，使得见之。迨生理上起救济作用后，则其脉必由芤而弦涩矣。

主要疾病：失血亡津等。

兼象：无有。盖见本脉后，体工旋起反应，故无其他之兼象也。

濡 脉

势态：虚细而软，如絮浮水面。轻取乍来，重取乍去。不似虚脉之虚大无力，微脉之欲绝非绝，弱脉之沉细软弱也。

病理：濡为胃气不充之象。乃因消化不良，营养障碍，神经衰弱而然。

主要疾病：内伤虚劳、脾湿泄泻等。

兼象：濡而迟，为寒湿。濡而数，为湿热。余类推。

动 脉

形态：厥厥动摇，指下滑数如珠，见于关上。不似滑脉之诸部皆滑数流利也。

按："见于关上"，殊不确实。昔人云：妇人尺脉动甚为有子。足征本脉非仅见于关上耳。

病理：动为阴阳相搏之候。盖因气血具充，脉波乃见圆滑，故单纯无病理可言。

主要疾病：无有。以其在病理上，不能单纯独立故。

兼象：动而弱，为惊悸。动而浮，为自汗。余类推。

伏 脉

形态：隐于筋下，轻取不得，重按涩难。委曲求之，附着于骨。而有三部皆伏，一不独伏。不似短脉之尺寸短缩，而中部显然。沉脉之三部皆沉，而按之即得也。

按："三部"，非谓寸关尺，乃之人迎、寸口、趺阳三部之动脉而言。必如此解，乃有一部独伏之可能。否则寸、关、尺，同为一脉管之领域，伏则皆伏，岂能伏其一，而遗其二者耶。故在临床经验上，殊不能不否认之也。

病理：伏为阴阳潜伏之候，乃因血压低降，末梢动脉血液将竭故也。此处之阴阳，系指物质与势力言。

主要疾病：霍乱、疝瘕、留饮、伤寒失表，卫气不达等。

兼象：无有。盖本脉之原态，已附着于骨。必须委屈求之，始有所得，故无其他之兼象也。

细 脉

形态：往来如发，而指下显然。不似微脉之微弱模糊也。

病理：细为阳气衰弱之候。盖言神经衰疲，血压低降，末梢动脉管收缩使然。

主要疾病：卒中暴寒、泄泻等。

兼象：细而涩，为血虚。细而弱，为忧思过度。余类推。

疾 脉

形态：呼吸之间，脉七八至，虽急疾而不实大。不似洪脉之既大且数，却无躁疾之形也。

病理：疾为亢阳无制，真阴垂绝之候。又为阴邪暴虐，虚阳发露之微。乃因神经紧张，心动亢进，脉管内血流过甚故也。但有实性虚性之分，前者属于阳实，后者属于阳虚。

主要疾病：阳毒、阴毒、虚劳等。

兼象：疾而洪大，为烦满。疾而沉细，为腹痛。余类推。

牢 脉

形态：弦大而长，举之减少，按之实强，如弦缕之状。不似实脉之滑石流利，伏脉之匿伏涩难，革脉之按之中空也。

病理：牢为病气牢固之征。盖由血液郁滞，脉管痉挛所致。

按："病气牢固"四字，殊欠推敲，其意盖谓邪实正虚也。

主要疾病：湿痉拘急、寒积内伏、胃气竭绝等。

兼象：无有。盖病时而见本脉，已属危殆，故无其他之兼象也。

革 脉

形态：弦大而数，浮取强直，重按中空，如鼓皮之状。不似紧脉之按之实而不坚，弦脉之按之不移，牢脉之按之亦坚也。

病理：革脉变革之象。乃由营养失常，血液稀薄，神经虚性兴奋，脉管硬变而来。

按："变革"二字，虽似隐合病机，究嫌笼统，特为补正如上。

主要疾病：半产漏下、亡血失精等。

兼象：无有。其原因可与牢脉参照之。

促 脉

形态：往来数急中，忽一止复来。不似结脉之迟缓中有止息也。

病理：促为阳邪内陷之象。乃因生温升腾，心脏搏动亢进，血流数急，动脉辨闭锁不全故也。

按："阳邪内陷"，乃国医之术语。举例言之，如伤寒太阳病，应发汗而反下之者，致违反体温外越之趋势，蕴蓄于里而成之机转也。

主要疾病：温热发斑、瘀血发狂、暴怒气逆、伤寒太阳病误下等。

兼象：无有。盖迟而一止复来，则为结。止而不还，则为代。故无其他兼象也。

结 脉

势态：指下迟数缓中，频见息止，而少顷复来。不似代脉之动止不能自还也。

病理：结为阴邪固结之象。乃因生温低降，静脉还流减少，心脏搏动失其平衡使然。

按：阴邪固结云者，其反面实有阳气不足之涵养也。

主要疾病：癫痫岈积、寒饮气郁等。

兼象：无有。其原因可与促脉象参。

代 脉

形态：动而中止，不能自还，因而复动。不似促结脉。虽见息止而复来有力也。

按："不能自还"，非谓脉搏中止后不能复復见，盖状其正气衰疲，不振之态耳。

病理：代为元气不续之象。乃因神经衰惫，心脏搏动时有间歇性之休止故也。

按：本脉有时间性。如孕妇在二三月时见之者，则无妨碍。若高年，或病后，其脉见中止而有一定次数者，多属不治。

主要疾病：颠仆重伤、气血骤损等。

兼象：无有。其原因见于促结脉中。

散 脉

形势态：举之浮散，按之则无，去来不明，漫无根蒂。不似虚脉之重按虽虚，而不至于散漫也。

按：本脉形式两态兼而有之。

病理：散为元气难散之象。盖言神经衰，血压低微，血流将竭，脉管弹力丧失也。

主要疾病：无有。以其在病理上，不能单纯独立。大凡病势至此，皆属绝候故耳。

兼象：无有。因其既无主要疾病，更何有于兼象耶。

证　候

证候云者，乃概括诸般之病状而言。种类颇多，范围至广。而于诊断上之关系，殊深密切。就中如舌苔之变化，寒热之真假，乃至神色声音之观察，皆为西医所不屑道，而国医则视为临床医典中之鸿秘焉。抑犹有言，国医之所以为国医者，亦于是乎在。舍此而欲他求，吾未见其有得也。神而明之，存乎其人。下例所举，不过全豹中之一斑耳。

验　舌

前人验舌之法，系将整个的舌割分数部。如前中后左右，以配脏腑。说近于鉴，殊不可信。吾人说临床上之经验，以为舌之诊察，应分舌本与舌苔。舌本者，即舌之体质。舌苔者，即附着于舌面之衣也。其他鑿说，概不与焉。盖验舌本，可以辨气血之障碍。验舌苔，可以明胃肠之病变。故本书于验舌，固重视其苔，而同时亦兼察其本也。试约略分述于下。

白苔：微白而润者，为表寒。白润中黑者，为里寒。白而滑者，为水邪。白而厚腻者，为中湿。白而干燥者，为津伤。白如积粉者，为疫疠。同时更宜兼察其舌本。如舌本淡红者，为亡血。

黄苔：微黄而润者，表证失汗，热郁于里。纯黄而干者，为阳明腑热。纯黄而腻者，为湿已热化。纯黄中黑而燥者，为热甚伤津（以上苔色，皆属鲜明，若见晦暗者，多属假象，即前人水极似火之谓，临床家应加以郑重之注意）。舌本鲜绛者，为裹热已燃。余则可与上述之舌本互参。

灰苔：有寒热之别。如纯灰而润，舌本淡红，或暗紫者，为寒邪直中三阴，及伤生冷（倘服药后，而苔转微黄色者，生。见灰缩者，死。是宜注意及之）。灰而腻，舌本淡红者，为寒湿，此属于寒者。灰而干燥，舌本深红，或鲜绛者，为里热已炽，胃热受伤，此属于热也。

黑苔：见之者皆属危候，亦有寒热之别。如纯黑而润，边底淡白，舌本不红，为阳微寒甚。纯黑而干，舌本不红者，为脾阳将竭，水津不布。此属于寒者。纯黑而干，边底深黄，舌本红绛者，为腑热亢甚。此属于热者（即前人火极似水之谓）。

浊苔：其色驳杂，而垢腻如浆。凡胃有积滞时，多见之。但有寒热虚实之别。如浊而白滑者，为寒积。浊而黄燥者，为热滞。浊而拂之不去者，为邪实。浊而拂之剥离者，为正虚。舌本可与首节白苔下参照之。

裂苔：苔中呈裂纹，如界划之状者。裂而纯黑者，为胃阳将竭，津液枯涸。而舌本亦有见裂纹者，无论平时病时，皆为中气衰薄，饮邪内聚之征。其他舌本之诊候，与前互参可也。

剥苔：有全部与限局之分。凡剥之见于全部而润者，为中气虚寒。干者（即前人所谓镜面舌），为阴虚液竭。其剥之限局于一处，或在中心，或在左右，厥状如线如条者，皆为中有积饮。今人每视剥苔为阴虚者，殊与事实不符。甚有腻苔中兼见局部剥落者，亦以阴虚名之，几何而不杀人也，吁可概哉！舌本之参证如前。

刺苔：乃因舌面乳头燥硬，扪之如芒刺也（即俗所谓杨梅苔）。刺而深黄者，为热邪内陷。刺而灰者，为少阴热结。刺而黑者，为不治之候。舌本鲜绛而刺者，为热甚亡阴。余皆无刺可觅。

按：上述外，尚有其他多种舌别，如卷舌、萎舌、硬舌等。前人言之綦详，恕不备戴。又苔之生成，必由根达尖。故病重者，其苔满布。轻者，乃不及尖。而苔之化也，则与生成为反比，故病解时，必先化其尖，而后及其根。已成为临床上之公例。至前人所谓苔之在尖者，主某病，疏属非是。盖未有根无苔，而尖独见之者，此亟应纠正其谬误焉。

察色

有苍、黄、赤、白、黑之分。例如色苍者，多属寒。黄者，多属湿。赤者，多属热。白者，多属血虚。黑者，多属水病。其详分隶于各该主证下，参照自明，兹不赘述。而其要点，在鲜泽与暗晦之间。色泽者，其病易瘥；色晦者，其病难已也。

恶寒

此为自觉症状，盖言病者自觉寒冷之可畏，但有真假虚实之分。例如抵抗不足，卫气衰弱之恶寒，唯遇寒时，始呈畏怯之状，此属于真者虚者。反之热被寒郁之恶寒，虽在夏月，亦有非御重棉不可之势，此属于假者实者。恶寒而限于局部者，如金匮心下有留饮。其人背恶寒如掌大是也。大都恶寒，除由于阳虚者外，属表证者居多。

发热

此为自觉而兼他觉的症状。盖言病者医者，皆能感觉其热度之如何也。亦有真假虚实之分。例如壮热不减，烦渴便燥，脉数而实，小溲赤涩，发言壮厉，此属于真而实者。反之，热而不壮，且有起伏，燥渴不欲饮，便秘溲浊，脉大而虚，或细弱，语声低微，脚下不热，此属于假而虚者。其局部发热，而身有恶寒现象者，乃将发痈肿之征。他如疟疾、阳明腑实、虚劳等，发热有定时者，名曰潮热。以其如潮之有信然。

大便

此种证候中，关于泄泻、滞下、便秘之寒热虚实，前人所言者，多有可取，无俟早说。唯于滞下、便秘二端，尚有补充之意见，试略言之。滞下之属于湿热者，其初期亦必因滥食生冷，或腹为寒侵所致，必无由纯热而成者。此亦补充者，其一。便秘非仅由津血虚涸使然，而阳虚失化者亦有之，此应补充者，又其一也。

小溲

此种证候中属于闭、癃、频、数、遗溺、淋浊等之寒热虚实，前人已辨之甚晰，无烦赘述。唯须加以说明者，仅在其色之清浊耳。通常皆认溲色黄而浊者，为热。殊不知凡患湿病者，其溲皆浊。于此而亦可谓之热乎？故其着眼处，应于清浊上辨之。如黄而清者，始属于热。白而清者，则属于寒。白而烛者，属于寒湿。黄而浊者，乃是阳为湿郁。故肾阳虚损失化者，亦多见之。

呕吐

有声无物谓之呕，有物无声谓之吐，但有寒热之不同。例如喜热，恶寒，苔白，肢冷，吐蛔，脉弦迟者，为寒。喜冷，恶热，烦渴，泛酸，苔滑，脉洪者，为热。又呕吐清水甚多，不生渴感，而胸中反觉舒畅者，盖缘夙饮所致，此又不可不知也。

呃逆

即古之所谓哕。喉胸间呃呃作声，而无物也。但有虚实寒热之别。如伤寒发汗、吐、下后，下利日久，及妇人产后等，皆虚之例也。饮食停积，暴怒气逆，及阳明热结失下等，皆实之例也。然虚实中，又当脉苔参合，辨其寒热焉。

嘈杂

其状似饥非饥，懊侬不宁。病经发汗吐下后，及小儿食积时，多见之。

齿

齿牙相摩作声也。除痉厥外，多见于睡眠中。小儿胃有积滞时，每呈此种状态。成人则罕见之。

口　渴

渴必喜饮。例如伤寒阳明病、温病、三消等皆是。倘欲饮而不喜咽，如伤寒少阴病、湿病等，由于中寒脾津不布者，皆干而非渴也。设使喜热饮者，则亦中寒之类耳。

口　糜

口腔舌面所布，如糜粥状之混浊物也，多由中寒脾败所致。大概伤寒湿温，初病时为苦寒之剂所伤，或重用滋腻者，多呈此状。时师以为热邪伤阴，是认糜烂为口糜，殊不可从。

痞　满

胸中气机阻滞，痹而不舒，按之濡软，为一种无形的障碍也。见之者，皆由脾胃虚寒，中阳失化之故。俗谓肝气横阻，良堪喷饭。即以旧说论，肝主疏泄，岂有不能泄其痞满，而反增其痞满者乎？盖亦不思之甚矣。

肿　胀

肿由组织浸润而起之病变，故多见于全身，如水肿是。胀为水液蓄积而来之病变，故仅见于体腔。如胸水、腹水是。但有充血与郁血之分。大凡充血性者，皆属于热。郁血性者，皆属于寒。

积　聚

有形固定而不散移者，为积。无形散在而非固定者，为聚。积之病变在形质，如瘀血癥块等是也。聚之病变在势力，如肝气胃气等是也。

咳　嗽

无痰有声曰咳，有痰有声曰嗽。皆有虚实之别。如肺劳则属于虚，痰饮则属于实。唯咳之中，寒热均有。而嗽则有寒无热也。

哮　喘

哮与喘相类似。哮为呼吸紧迫，喉中如水鸡声。喘乃呼吸急促，息粗有音。但哮属于寒，喘属于热。故哮虽有寒包热者，而其原因究由于寒也。喘虽有积饮而致者，然其原因究由于阳气上逆也。

上　气

其状似喘，口张肩息，但觉气由脐下上冲。此缘肝肾下虚，不能潜纳使然。但须注意，上气固有兼痰喘者，唯痰喘非必由于上气耳。

短　气

呼吸皆短，即仲景所谓短气不足以息者是也。但有虚有实。如病后、产后及高年正虚，皆虚之例也。如饮食壅滞，皆实之例也。

瘖　哑

语言失声也。但有虚实之不同。虚者，如久病正虚，津血枯槁是也。实者，如寒邪外束，及先感而后食冷物者是也。唯无论虚之与实，皆是间接。他如白喉、喉痹、喉头结核等，乃由直接伤其音带故耳。

鼻　冷

鼻尖有他觉上之冷感也。此为中阳衰败。故虽表热甚者，亦当于解表中兼顾及之。

鼻扇

呼吸时鼻孔扇动，为肺气将绝之征。凡病之末期，见此状态者，皆属危候。小儿麻疹时为尤甚。

鼻煤

鼻孔色黑，如着烟煤状，此为阳毒热极所致，见之者多属不治之证。

癫狂

癫之为状，沉默寡言，失其常态。狂之为状，妄言诟詈，昏不识人。故癫系神经郁滞，多见于末期之忧郁病时。狂乃神经错乱，每显于极度之实热病时。盖前者为阴性，后者为阳性。即书所谓重阴为癫，重阳为狂是也。

失神

知觉迟钝，神志不清也。神经衰败者，每易见之。他如伤寒、湿温滥用苦寒，真阳被伤者，亦多呈此状。

郑声谵语

郑声者，即郑重言之，语多重复，而其声低微。谵语者，即乱言无次，如见鬼状，而其声洪厉。郑声属虚，谵语属实。

头眩

头部昏晕，如坐舟中。例如脑贫血时见之，病痰饮者亦见之。

耳鸣

耳中作声，如闻风雨声。例如气虚、精损、肾衰、暴怒，及痰饮格拒等，皆见之。但有虚实之互异。凡手按之而声剧者，为实。按之不声，或微减者，为虚也。

惊　悸

恐慌之由他动而起者，为惊。由自动而来者，为悸。而其原因，则皆为神虚。故惊悸多见于心肾不足之人，唯悸则有时独见于水饮病者。

多寐失眠

多寐系嗜眠，失眠乃不寐也。前者为神经疲劳，后者为神经兴奋。但均有虚实之别。当与其他之症状，及色脉等参合自知。

项强脊强

皆为肌肉紧张，转侧不遂之状态也。例如伤寒中风之太阳病，及小儿痉病等皆见之。

拘　挛

四肢搐搦，不能伸展也。凡病见此，皆为病邪入脑之征，证象殊恶。例如伤寒、温病、痨疾之末期、中风，及小儿惊痫等，均呈此态。

麻　痹

筋肉疲滞，麻木不仁，此末梢神经之为病，而虚实皆有。虚者言其正虚，例如营养不足。实者言其邪实，例如风、寒、湿，三气交阻是也。

痿　废

组织坏死，肢体废而不用也。例如偏枯、瘫痪等，皆是。

战　栗

战为振振动摇，栗系皮肤粟起。例如伤寒、温病欲解时，则作战，此乃正兴邪争也。暴感寒邪，则见栗，此因卫气郁闭也。

厥　逆

谓四肢寒冷，与《内经》之大厥、癫厥，由脑出血与充血而成者迥异。但二者有别。寒及肘膝者，为厥。寒在四末者，为逆。厥系阳伏，逆乃阳虚。故伤寒厥阴病，多见肢厥。而少阴病，多见四逆也。

自汗盗汗

醒时汗出，曰自汗。寝时汗出，曰盗汗。但自汗有虚有实，而盗汗则仅有虚之一种。例如伤寒阳明病、中风、温病之自汗出者，为实。亡阳、衡虚之自汗出者，为虚。而盗汗皆系无意识神经之虚性兴奋所致，故有虚无实也。

上视歧视

上视系眼球上戴，歧视乃视腺分歧。前者多见于痉厥，后者多见于虚损。盖一则目系紧张，一则神经衰惫故也。

散瞳缩瞳

瞳孔之散大缩小，其病变在交感与副交感神经。例如小儿痉病、虚脱。及热病之热已入脑时（前人所谓热入心包），皆见散瞳。小儿痫病、中寒及各种痹证等，皆见缩瞳。

露　睛

睡眠时目睛头露。由于脑力衰竭，神不内敛。例如老人、气衰、小儿慢惊，及病后正虚等，皆见之。

阴缩囊缩

阴茎肾囊收缩也。但须知者，上述两种症状，多有连带关系，不能截然划分。盖阴缩时，每见囊缩，而囊缩时，亦每见阴缩焉。例如伤寒脏结之入阴筋者（即阴缩之谓）、寒疝及温病之热入厥阴等，皆呈此状。而其原因，则多属于寒。

肌肤甲错

肌肤枯糙，扪之如鳞甲错逆，此系内有干血之征。例如血痹、虚劳等末期，多见之。

斑　疹

斑则成片，发由肌肉。疹则为粒，出自皮肤。例如伤寒、温病之已至阳明者，多发斑；风湿多出疹，但于此有须加以说明者。普通所谓痳、瘖、痧、痦等，皆疹之类也。

诸　痛

皆属于血郁气滞使然。所谓通则不痛，痛则不通也，大都为寒证。个中虽有阳气被郁而痛者，然其原因毕竟属于寒也。世固有名系痛证，清散之而反得愈者，此盖由阳郁热化而来。时间性有不同耳。

诸　血

凡血证之来，皆由血管破裂而招致之。但有寒热虚实之区别。例如肺病之咳血，下虚上盛之咳血、吐血，及脾肾不足之下血等，皆属于寒者、虚者。伤寒太阳病之衄血，关病之下血，及《内经》热移膀胱之溺血等，皆属于热者实者。

《伤寒质难·诊断提纲》终。